Dr. TCM Li Wu

Massage mit dem

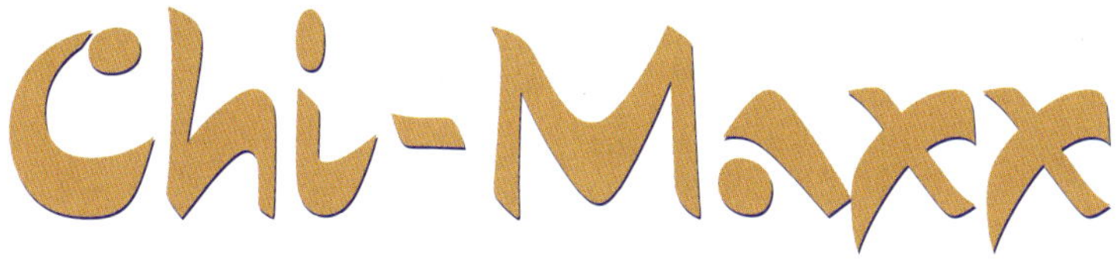

Entspannung und Stressabbau

Weltbild

Inhalt

Vorwort 3

Gesund und fit mit dem ChiMaxx 6
ChiMaxx – was ist das? 8
Die Weisheit fernöstlicher Medizin 12

Wie die ChiMaxx-Massage funktioniert 14
Die ChiMaxx-Massage 16
Los geht's 18
Unterstützung für die ChiMaxx-Massage 22
Kräutertees 26
Farben und ihre Wirkung 28
Musik 32

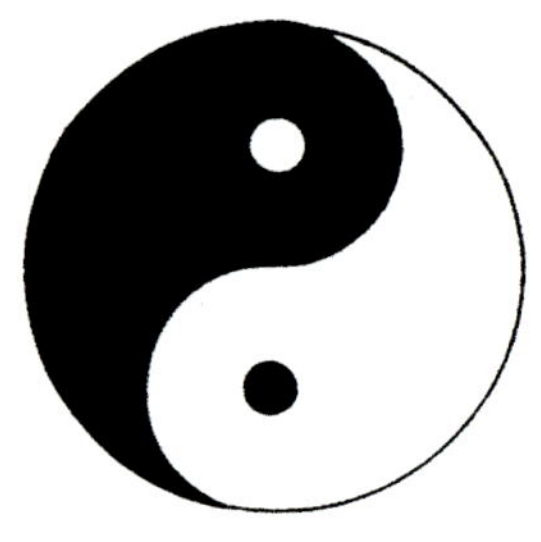

Chi-Massage bringt Yin und Yang ins Gleichgewicht.

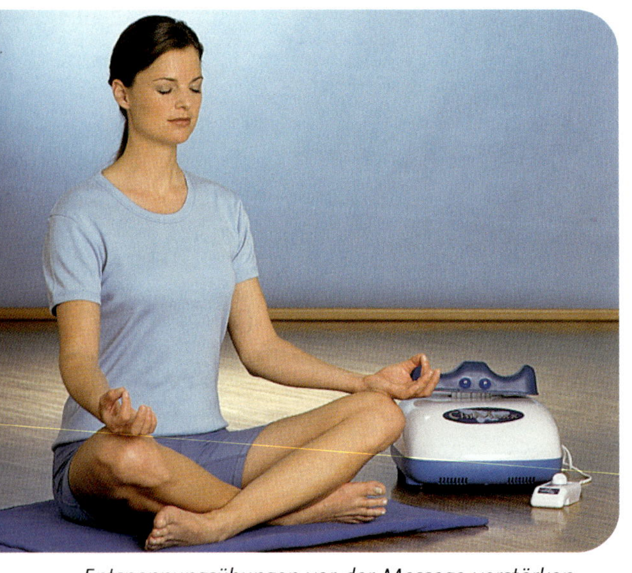

Entspannungsübungen vor der Massage verstärken die Wirkung des ChiMaxx.

Entspannung pur mit dem ChiMaxx 34
Vorsicht, Stress! 36
Entspannungstechniken 40
Atementspannung 42
Muskelentspannung 50
Tiefmuskelentspannung 52
Entspannende Bilder und Traumreisen 58
Autogenes Training 66
Yoga 70

Nützliche Internetadressen 78
Über dieses Buch 79
Von A bis Z 80

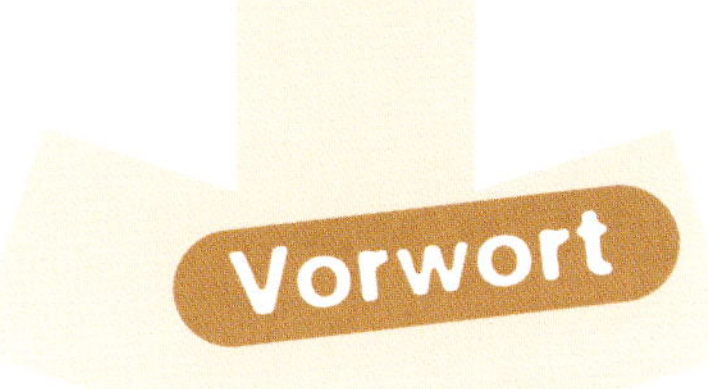

»Der Mensch lebt inmitten von Qi, das den Menschen erfüllt. Von Himmel und Erde bis zu den zehntausend Wesen bedarf alles des Qi, um zu leben, « heißt es in einem medizinischen Text aus dem China des vierten nachchristlichen Jahrhunderts.

Seit 5000 Jahren

Qi – in der chinesischen Lautsprache Pinyin auch »Chi« geschrieben und »Tschi« ausgesprochen – ist nach dem Verständnis der 5000 Jahre alten Traditionellen Chinesischen Medizin (TCM) die vitale Energie, die in einem Netz unsichtbarer Kanäle, den so genannten Meridianen, im Körper eines jeden Lebewesens, also auch des Menschen, zirkuliert. Strömt dieser Energiefluss ausbalanciert in geordneten Bahnen, ist der Mensch gesund. Jede Störung äußert sich in vielfältigen negativen Erscheinungen.
Oberstes Gebot der TCM ist nicht die Heilung, sondern überhaupt die Vermeidung von Krankheit. So sagte schon Chi Po, der Hofarzt des Gelben Kaisers, vor über 4000 Jahren: »Eine schon ausgebrochene Krankheit zu heilen, ist, als würde man mit dem Graben eines Brunnens beginnen, wenn man Durst bekommt.«

Erfahrungen der chinesischen Medizin

Chinesische Ärzte haben über Jahrtausende hinweg wirkungsvolle ganzheitliche Methoden entwickelt, Störungen im Fluss des Qi zu beheben.
Schon im ältesten heute bekannten medizinischen Buch Chinas, dem »Huangdi Ne Jing«, wird festgestellt, dass ein Mensch, dessen Qi kräftig ist, von keiner Krankheit befallen werden kann. Ein intaktes Qi zu erlangen und zu erhalten sollte daher unser aller Streben sein.

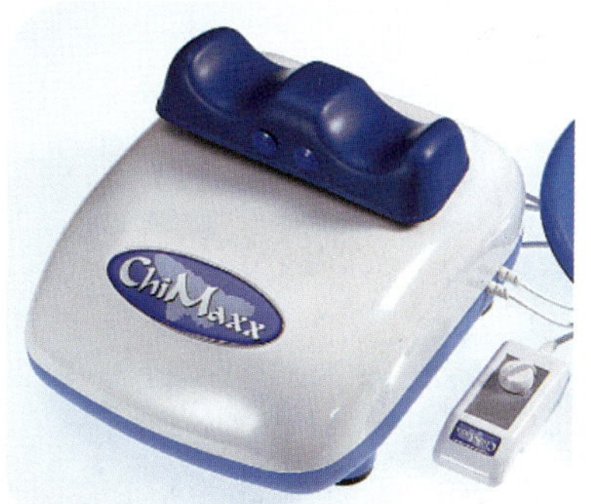

Der ChiMaxx vereint in sich uralte medizinische Erfahrung mit moderner Technik.

Lehre taoistischer Mönche

Die Lehre vom Qi ist auf taoistische Mönche zurückzuführen. Sie entwickelten schon vor Jahrtausenden spezielle Übungen, die zunächst nur den chinesischen

Die Traditionelle Chinesische Medizin beschäftigt sich mit dem Menschen in seiner Gesamtheit aus Körper und Seele.

Kaisern zugänglich waren. Diese Bewegungstherapie, Qi Gong genannt (»Energie-Arbeit«), ist für den mit ihr Erfahrenen von bestechender Einfachheit, höchst wirksam, steigert bereits nach kurzer Zeit die Vitalität und sorgt für rundum angenehmes Wohlbefinden.
Sie kann aber noch mehr – gezielte Übungen schaffen bei Beschwerden vielerlei Art erstaunlich schnell und oft Erleichterung, stärken die vitale Energie und das Immunsystem.

Was früher ein Privileg der Kaiser war, gehört heute zu den allgemein anerkannten Behandlungsmethoden.

Privileg der Kaiser

Dabei wäre dieser uralte Wissensschatz beinahe für immer verloren gewesen. Im chinesischen Kaiserreich war die Zahl der Eingeweihten beschränkt, da die Kaiser Qi Gong als ihr Privileg ansahen.
In der Anfangszeit des chinesischen Kommunismus war Qi Gong dann wie viele andere überlieferte Traditionen verpönt. Erst in den letzten Jahrzehnten wandelte sich diese Einstellung. Gerade noch rechtzeitig. Denn noch lebten einige wenige der alten Meister, die sich das wunderbare Wissen um die »Energie-Arbeit« bewahrt hatten.
Ihre Schüler lehren heute auf der ganzen Welt die hohe Kunst, sich durch gezielte Beeinflussung des Qi vital und gesund zu erhalten. Sie erzielen damit erstaunliche Heilerfolge.

Der China-Boom

Die chinesische Heilkunde ist seit einigen Jahren in Deutschland sehr beliebt. Wer danach sucht, wird fast in jedem größeren Ort einen Arzt, Physiotherapeuten, Masseur oder Heilpraktiker usw. finden, der fernöstliche Methoden zur Behandlung einsetzt.
Auch diese Heiler, sofern sie gut ausgebildet sind, werden Ihnen tägliches Bewegungstraining empfehlen.

Tägliche Übung

Nun mag es für viele Menschen im Westen, auch wenn sie der Traditionellen Chinesischen Medizin positiv gegenüber eingestellt sind, doch ein wenig kompliziert – oder auch nur recht ungewöhnlich und fremd – erscheinen, derlei Übungen täglich zu absolvieren.
Vielleicht sind die Menschen nur unsicher, ob sie es lernen, solche Übungen richtig auszuführen.

Und wer nicht im chinesischen Kulturkreis aufgewachsen ist, dem mag »Schattenboxen« vielleicht sogar komisch vorkommen.

Technik erleichtert das Leben

Das war der Grund für chinesische Erfinder, technische Geräte zu entwickeln, die den Menschen die »Energie-Arbeit« abnehmen – Geräte wie der in Europa so erfolgreiche und in diesem Buch beschriebene »Chi-Maxx«.
Er ersetzt selbstverständlich nicht den Arzt, aber er kann dazu beitragen, dass derjenige, der ihn regelmäßig nutzt, seinen Arzt nur sehr selten aufsuchen muss.

Wohlige Entspannung

Der Anwender verspürt binnen kurzer Zeit wohlige Entspannung und das Überströmen von Energie.
Durch die Wiederherstellung der richtigen Energiekreisläufe werden viele Zivilisationsbeschwerden erfolgreich behandelt.
Amerikanische Gehirnforscher haben herausgefunden, dass Qi Gong die Aktivitäten der Hirnrinde kurzfristig hemmt. Unter dem Schutz dieser Hemmung verjüngen sich die überreizten und überlasteten Nervenzellen im Gehirn, der Sauerstoffverbrauch geht um 30 Prozent zurück, Stoffwechselprozesse verlangsamen sich um 20 Prozent.
Die Folge: Der Organismus kann mit weniger Energie mehr bewirken und Energiereserven wieder aufbauen.

Ein neues Leben

Die TCM empfiehlt oft eine neue Lebenseinstellung. Deshalb ist es das Bestreben eines jeden chinesischen Arztes, seine Patienten zu neuen Lebensformen nach den Grundprinzipien der Traditionellen Chinesischen Medizin anzuhalten. Wer lernt, mit Qi Gong umzugehen, stärkt seine vitale Energie und somit sein Immunsystem. Dabei kann der »Chi-Maxx« gute Hilfe leisten. Und man muss nicht einmal etwas von der Traditionellen Chinesischen Medizin verstehen ...

Prof. Dr. med. Li Yongkang
University of Wuhan, Hubei Province, China

Die Technik des ChiMaxx fusst auf der Jahrtausende alten Technik der Chi-Massage. Sie beugt Krankheiten durch die Förderung des Flusses unserer Lebensenergie vor.

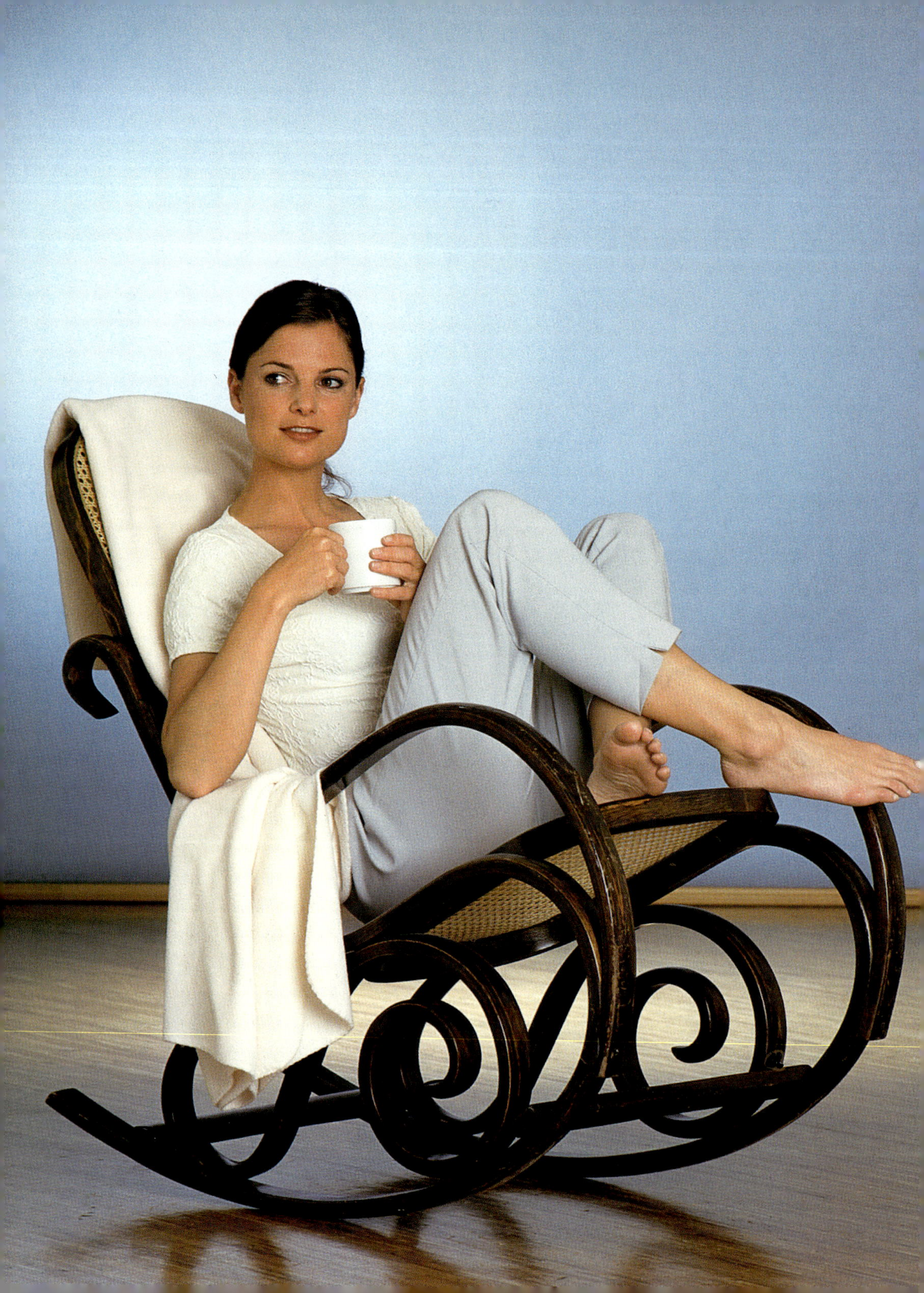

Gesund und fit mit dem ChiMaxx

Engergiegeladen und doch ausgeglichen, allen Anforderungen des Alltags gewachsen und ein Fels in der hektischen Brandung des Alltagslebens für unsere Mitmenschen ... das wären die meisten von uns gern. Die Realität sieht anders aus: Hetze, Anspannung und körperliches Unwohlsein prägen unser heutiges Leben. Der ChiMaxx hilft Ihnen, aus diesem Kreislauf herauszukommen.
Was für Gedanken hinter dem ChiMaxx stecken und welche wohltuenden neuen Erfahrungen er in ihr Leben bringt, erfahren Sie in diesem Kapitel.

ChiMaxx – was ist das?

Beim ChiMaxx handelt es sich ein ganz besonderes Gerät, um die Kombination altbewährter Erfahrungen aus der chinesischen Medizin und moderner Technik. »Chi« steht für die Lebensenergie und ist die Übersetzung eines chinesischen Schriftzeichens, das manchmal auch mit »Qi« wiedergegeben wird. Es kommt unter anderem in den Bezeichnungen »Tai-Chi« und »Qi-Gong« vor. Die meditativen Bewegungsübungen dieser weit verbreiteten Techniken helfen ebenso wie der ChiMaxx, die Lebensenergie im Körper fließen zu lassen. Energieblockaden werden gelöst, seelisches und körperliches Wohlbefinden gefördert und damit Lebenskraft und Lebensfreude gestärkt. Mit der Anwendung des ChiMaxx maximieren Sie also den Fluss des Chi.

Das freie Fließen der Lebensenergie hat die fernöstliche Medizin (→ Traditionelle chinesische Medizin, Seite 12) als wichtigste Voraussetzung für Gesundheit und Wohlbefinden erkannt. Vitalität und Leistungsfähigkeit des Körpers haben ihre Basis in dieser Energie. Man kann den ChiMaxx damit auch als »Lebensenergie-Maschine« bezeichnen.

Der ganze Körper wird vom ChiMaxx in gleichmäßige Schwingungen versetzt. Ausgehend von den Füßen, verbreitet sich die Schwingbewegung über die Wirbelsäule, erfasst die inneren Organe ebenso wie die Fingerspitzen.

Der ChiMaxx bringt Sie in Schwung: Blockaden und Verkrampfungen werden gelöst, Stressgefühle lassen nach, Kreislauf und Lymphfluss werden stimuliert, Muskeln gelockert und die Blutzirkulation angeregt.

Die moderne Technik macht es möglich, dass Sie auf einfache, mühelose Weise die Erkenntnisse jahrtausendealter fernöstlicher Weisheiten umsetzen können.

Die Wechselbeziehung zwischen Mensch und Natur ist die Grundlage der chinesischen Medizin. Beide funktionieren nach den gleichen kosmischen Gesetzen.

Chi – die Lebensenergie

Alle östlichen Kulturen kennen die Vorstellung von einem beständigen Energiestrom im Körper.

Die Lebensenergie wird im Chinesischen mit »Chi« und im Indischen mit »Prana« bezeichnet.

Einen vergleichbaren Ausdruck gibt es auch im Deutschen. Wir sprechen vom »Odem«, dem göttlichen Lebenshauch, der den Menschen Energie und Vitalität spendet.

Westliches und östliches Denken

Unsere moderne, naturwissenschaftlich begründete Medizin ist eine auf den Körper bezogene Wissenschaft. Die Kategorien, in die sie den Menschen einteilt, sind etwas Gegenständliches, Stoffliches, Materielles. Das Krankheitsphänomen steht im Mittelpunkt

Die gedanklichen Voraussetzungen der modernen Naturwissenschaften und damit auch der westlichen Medizin schuf Isaac Newton im 17. Jahrhundert mit seinem mechanistischen Weltbild. Daraus entwickelten wir die Vorstellung von einem mechanischen, funktionsorientierten Modell des Körpers. Kranksein ist mit messbaren Veränderungen verknüpft und wird als Fehlfunktion des Körpers angesehen, die korrigiert werden muss.

Die Erkenntnisse über die Molekularstrukturen des Körpers, das Wissen um biologische und chemische Wirkungszusammenhänge hat die Bekämpfung von gesundheitlichen Problemen mit künstlich erzeugten Arzneimitteln und Apparaten in den Vordergrund gerückt. Diese Art der Behandlung ist für Erkrankungen, die sich als körperliche Veränderung manifestieren, für ernste Krankheiten sicherlich notwendig. Im Lauf der Entwicklung unserer Medizin ist jedoch der Mensch mit seinen mannigfaltigen Bedürfnissen in den Hintergrund gerückt. Das Heilen wurde in vielen Fällen zu einem Instandsetzen des Körpers. Bei der Traditionellen Chinesischen Medizin (→ Seite 12) stehen der Zusammenhang der Abläufe im Körper, die Lebensfunktionen und die geistige Situation des Kranken im Mittelpunkt der Aufmerksamkeit. Die chinesischen Ärzte verstehen den Menschen als ein energetisches Gefüge. Die Lebensenergie Chi durchdringt den Körper wie Flüsse und Seen eine Landschaft durchströmen. Nach der Erfahrung aus vielen Jahrhunderten fließt dieses Chi auf festgelegten Bahnen (Leitbahnen oder Meridianen).

Chi ist einerseits nicht stofflich und damit die geistige Materie, aus der das gesamte Universum aufgebaut ist. Andererseits ist die Verdichtung von Chi auch materiell. »Yin« und »Yang« (→ Seite 13) drücken seine unterschiedlichen Qualitäten aus.

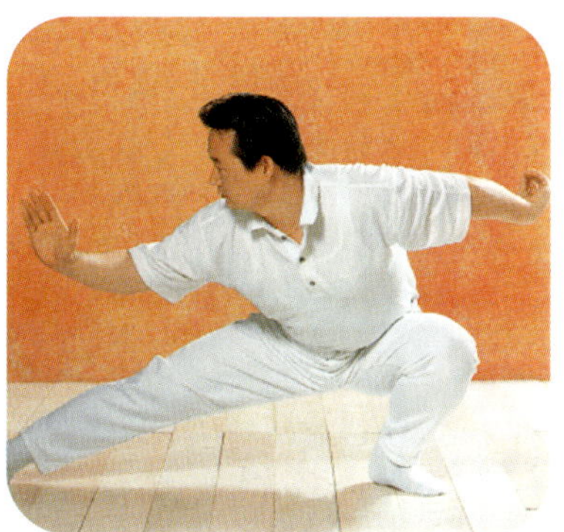

Meditative Bewegungsübugen bringen Ruhe in den Alltag.

Die traditionelle chinesische Medizin ist eine Ganzheitsmedizin, die keine Unterscheidung zwischen dem Körper des Menschen und seiner Seele kennt. Ist der Körper krank, muss der ganze Mensch mit seiner Seele untersucht und behandelt werden.

Ein Hauptanliegen der Traditionellen Chinesischen Medizin ist es, Erkrankungen vorzubeugen. Bewegung, Nahrung und geistige Belastung – diese Faktoren spielen für die Gesundheit eine große Rolle. Die Vorbeugung gelingt dann am besten, wenn sie sich in einem ausgeglichenen Zustand befinden.

Wellness

Häufig setzen wir in den von der westlichen Kultur geprägten Ländern Gesundheit mit körperlicher Fitness gleich. Das ist aber nicht genug. Zur Gesundheit gehört auch die innere Ausgeglichenheit und damit eine entspannte Einstellung zu den Schwierigkeiten des Lebens.

In der Wellness-Bewegung wird dieser Gedanke aufgegriffen. Gesundheit, Ausgeglichenheit, Zufriedenheit – all das hängt nicht nur von Fitness und Leistungsfähigkeit ab.

Dieser Gedanke führte zur Entwicklung einer Reihe von Angeboten, die sich alle damit beschäftigen, dem vom Alltag Gestressten Entspannung zu ermöglichen und in Einklang mit sich selbst zu kommen.

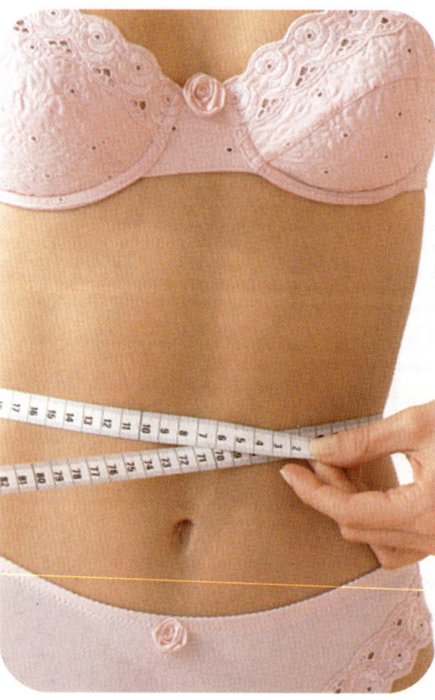

Der ChiMaxx kann wirkungsvoll die Gewichtsreduktion unterstützen.

In Sportvereinen, Fitness-Studios und Volkshochschulen werden Kurse mit den unterschiedlichsten Entspannungstechniken (→ Tai Chi und Qi Gong, Seite 12/13; → Entspannungstechniken ab Seite 40) angeboten.

Nicht immer aber haben Sie Zeit, solche Angebote wahrzunehmen. Der ChiMaxx bietet Ihnen auf einfache Weise die Möglichkeit, zu Hause etwas für sich selbst, für Ihre »Wellness« zu tun.

Fitness für Seele und Körper

Körperliches Wohlbefinden und seelische Ausgeglichenheit, diese Kombination fördert ein umfassendes Gefühl der Behaglichkeit und ist eine wichtige Basis für Vitalität und Lebensfreude.

In einem ausgeglichenen Zustand sind wir offen, entspannt, ruhen in uns selbst, und die Lebensenergie kann frei fließen. Mit dem ChiMaxx lässt sich dieses Ziel auf schnelle und bequeme Art erreichen.

Die Schwingungen, in die dieses Massagegerät unseren Körper versetzt, lockern einerseits die verkrampfte Muskulatur und sorgen für Entspannung. Andererseits wirken diese Schwingungen stimulierend, kurbeln Stoffwechsel und Muskelaufbau an und erhalten die körperliche Fitness.

Mehr Schwung und Vitalität

Durch die Massagebewegung des ChiMaxx werden Stoffwechsel, Verdauung sowie die Sauerstoffaufnahme des Blutes angeregt. Das bewirkt eine Entschlackung und Vitalisierung, die bei einer Gewichtsreduzierung unterstützend wirken kann.

Die Massage des ChiMaxx setzt an den Beinen an und mobilisiert damit die größte Muskelgruppe des Körpers. Durch die Schwingungen wird eine Wellenbewegung ausgelöst, die den ganzen Körper erfasst und die Blutzirkulation und den Kreislauf in Schwung bringt.

Außerdem fördert die regelmäßige Anwendung des ChiMaxx die Flüssigkeitsaufnahme des Körpers. Das ist wichtig für die Regenereration der Körperzellen und damit für ein frisches und jugendliches Erscheinungsbild.

Die Chi-Massage

Die Funktionsweise des ChiMaxx beruht auf der Technik der Chi-Massage. Diese Technik wird in China seit Jahrhunderten erfolgreich im Rahmen der traditionellen Behandlung eingesetzt.

Bei der Chi-Massage fasst der Masseur die Fesseln des liegenden Patienten und schaukelt dessen Beine sanft hin und her. Dabei gerät der ganze Körper in Schwingung. Dadurch werden Verspannungen und Blockaden im ganzen Körper gelöst. Der Patient gewinnt sein inneres Gleichgewicht zurück

Anstelle des traditionellen Masseurs tritt bei Ihnen nun der ChiMaxx, der mit seinen gleichmäßigen Schwingungen alle positiven Effekte der altbewährten Massagetechnik bewirkt. Und das, ohne dass Sie ihr Heim verlassen oder viel Geld für eine aufwändige Behandlung ausgeben müssen!

Wir kennen das Phänomen der Wetterfühligkeit. In der chinesischen Heilkunde gibt es fünf Wetter-Faktoren, die Krankheiten auslösen können: Wind, Kälte, Hitze, Feuchtigkeit und Trockenheit. Die Chi-Massage hilft auch, mit starken Wetterschwankungen besser zurecht zu kommen.

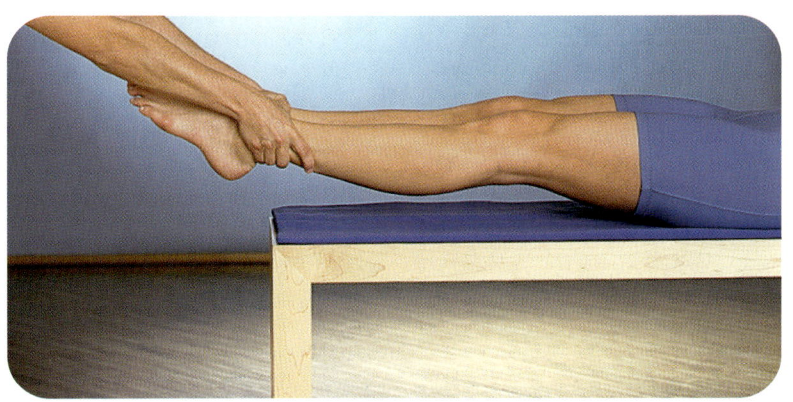

Das Prinzip der »Chi-Massage«: Der ganze Körper wird in Schwingung versetzt.

Die Weisheit fernöstlicher Medizin

Die Akupunktur ist bisher das einzige Verfahren der chinesischen Medizin, das im Westen als wirksames Heilverfahren anerkannt ist – obwohl sie nur einen kleinen Teilbereich der Traditionellen Chinesischen Heilmethoden bildet.

Die Traditionelle Chinesische Medizin (TCM), auf deren Grundlage der ChiMaxx entwickelt wurde, ist in die fernöstlichen philosophischen Richtungen des Konfuzianismus und des Taoismus eingebettet. Für diese Weltanschauungen stehen die Begriffe Glück und Harmonie an zentraler Stelle. Sie betrachten den Menschen immer als Ganzes. Körperlicher und seelischer Zustand werden nicht getrennt. Alle Körperteile und Organe sind durch die Bahnen (Meridiane) miteinander verbunden, in denen die Lebensenergie fließt. Ist dieser Energiefluss beim Menschen ausgeglichen und harmonisch, ist er gesund. Zu den Behandlungsformen der Traditionellen Chinesischen Medizin gehören die Akupunktur, die Bewegungsformen Tai Chi und Qi Gong, die Kräutertherapie, auf die hier nicht eingangen wird, und die chinesische Massagetechnik, zu der auch die Chi-Massage gehört.

Akupunktur

Die wohl bekannteste Säule der Traditionellen Chinesischen Medizin ist die Akupunktur, bei der Nadeln in bestimmte Punkte der Leitbahnen eingeführt werden, um eine Regulation des Chi-Flusses zu bewirken.
Zur Akupunktur gehört auch die Akupressur, bei der bestimmte Körperpunkte durch Fingerdruck beeinflusst werden, sowie die Moxibustion, die mit einer Erwärmung der Punkte arbeitet.

EXTRA

Von der WHO empfohlen

Da es sich bei der Akupunktur um eine wirksame und kostengünstige Methode handelt, empfiehlt sie die Weltgesundheitsorganisation (WHO) für die Behandlung von etwa 80 Krankheitsbildern.

Tai Chi

Diese hoch entwickelte Form der chinesischen Heilgymnastik wird mit gleichmäßigen, langsamen und fließenden Bewegungen ausgeführt. Im Westen ist diese Technik als Schattenboxen bekannt. Die nachweisbaren Ursprünge des Tai Chi gehen bis ins China des 17. Jahrhunderts zurück. Es ist eine Bewegungskunst, die den beständigen Wandel der polaren Kräfte »Yin« und »Yang« (→ Seite 13) verwirklicht.
Führt man Tai Chi richtig aus, so aktiviert man die Selbstheilungskräfte des Körpers.
Gerade in unserer vom Stress geplagten Zeit sind die Übungen hervorragend dazu geeignet, auf eine sanfte Art inneres Gleichgewicht und Wohlbefinden zu erlangen.

Qi Gong

Qi Gong ist eine ebenfalls eine meditative Übungsform. Es aktiviert die Selbstheilungskräfte, fördert die Konzentrationsfähigkeit, führt zur inneren Ruhe und Gelassenheit. Es gibt Übungen in Bewegung (Aktives Qi Gong) und Übungen in Ruhe (Stilles Qi Gong).
Qi-Gong-Übungen sind Ihnen vielleicht bei Veranstaltungen der chinesischen Shaolin-Mönche in Europa begegnet.
Die Bezeichnung stammt ursprünglich aus dem 5. Jahrhundert und bedeutete »innere Methoden der Kampfkunst«.
Heute werden mit der Bezeichnung »Qi-Gong« eine große Anzahl unterschiedlicher buddhistischer und taoistischer Methoden verschiedenen Alters zusammengefasst.

Die Prinzipien »Yin« und »Yang«

Die Chinesen glauben, dass sich in unserem Körper die großen kosmischen Zusammenhänge widerspiegeln. Dieselben Kräfte, die das Universum beherrschen, beseelen auch die Natur. Die chinesische Philosophie versteht den Menschen als Teil des Kosmos, eingebettet zwischen den Polen »Yin« und »Yang«. Alles im Universum ist polar: hier die Erde – dort der Himmel; hier das Unten – dort das Oben. Alles, was auf den Menschen einwirkt – materielle und geistige Erscheinungen – werden nach ihrer Zugehörigkeit zu »Yin« und »Yang« geordnet: Natur, Umwelt, Nahrung, Bewegung, aber auch Gemütszustände, Eigenschaften oder Tätigkeiten.
Die Zuordnung der Erscheinungen ist fließend, da sich der Anteil an »Yin«- und »Yang«-Kräften verändern kann. Sie gleichen einander aus, wobei jeder auch einen Teil des anderen enthält.
Eine Störung oder eine Krankheit tritt dann auf, wenn ein Ungleichgewicht zwischen »Yin« und »Yang« herrscht.

EXTRA

Ein paar Beispiele dafür, was dem Prinzip des »Yin« und des »Yang« zugeordnet wird:

Yin	Yang
innen	außen
weiblich	männlich
kalt	warm
Erde	Himmel
Nacht	Tag
dunkel	hell
negativ	positiv
Körper	Geist
Mond	Sonne
Wasser	Feuer
Seele	Verstand
Norden	Süden
links	rechts
Herbst/Winter	Frühling/Sommer
nah	fern

Glück und damit die Harmonie zwischen Mensch und Umwelt kann nur durch eine ausgleichende Lebensweise erreicht werden.

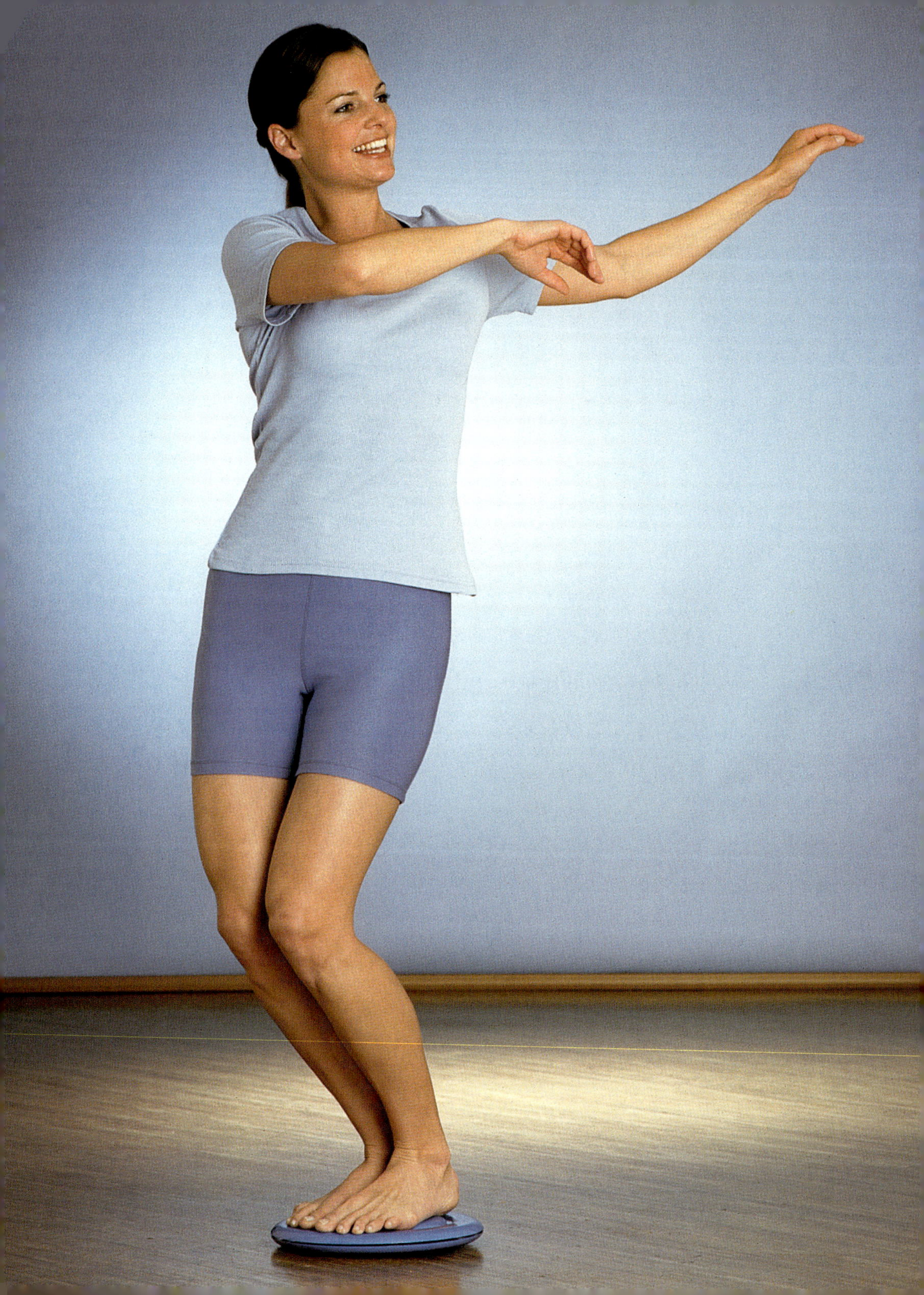

Wie die ChiMaxx-Massage funktioniert

Wie oft haben Sie sich nicht schon vorgenommen, mehr für Ihre Gesundheit zu tun? Wenn Sie sich aufraffen, treiben Sie vielleicht vier Wochen lang mehr Sport, gehen regelmäßig spazieren und achten auf mehr Ruhe in Ihrem Leben ... Schnell schleicht sich jedoch wieder die tägliche Routine ein – Sie haben einfach zu wenig Zeit!

Die Massage mit dem ChiMaxx löst Ihre Zeitprobleme auf einen Schlag mit nur wenigen Minuten täglicher Übung.

Wir sagen Ihnen in diesem Kapitel auch, was Sie noch tun können, um Ihr ChiMaxx-Programm zum entspannenden Höhepunkt Ihres Tages zu machen.

Die ChiMaxx-Massage

Ob zur Vitalisierung oder zur Entspannung, ob zum Lockern der Muskeln oder zur Erhaltung Ihrer Grundkondition, der ChiMaxx ist das ideale Gerät für viele Anwendungen. Ohne Fitnessstudio oder Waldlauf stärken Sie Ihre Gesundheit und steigern Ihr Wohlbefinden.

Sie können entspannt und bequem ausgestreckt liegen, während die Massage mit dem ChiMaxx, ausgehend von den Fußgelenken, Ihren ganzen Körper in Schwung bringt.

Auch für Sportler ist die ChiMaxx-Massage ideal. Die sanften Schwingbewegungen lockern die Muskeln und schonen dabei die Gelenke.

Schon am Morgen empfiehlt sich eine Massage mit dem ChiMaxx zur Belebung und Anregung. Sie tanken Energie, während Sie sich dabei mental auf die Herausforderungen und Aufgaben des kommenden Tages einstellen können. Der Tag beginnt positiv, und Sie können voller Energie ans Werk gehen.

Am Ende eines anstrengenden Tages hilft Ihnen der ChiMaxx dann, Stress abzubauen, Blockaden zu lösen und schnell zu entspannen.

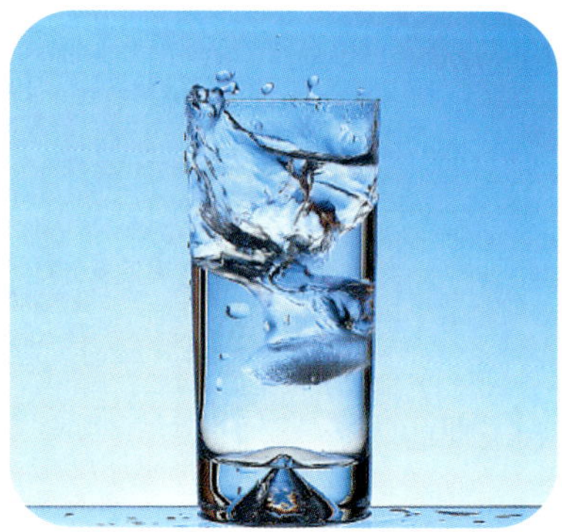

Trinken ist wichtig!

Vorbereitung

Stellen Sie den ChiMaxx so auf den Boden, dass er sicher auf allen vier Gummifüßen steht, und schließen Sie ihn an eine Steckdose an.

Wenn Sie ein Verlängerungskabel benutzen, verbinden Sie den ChiMaxx zunächst mit dem Verlänge-

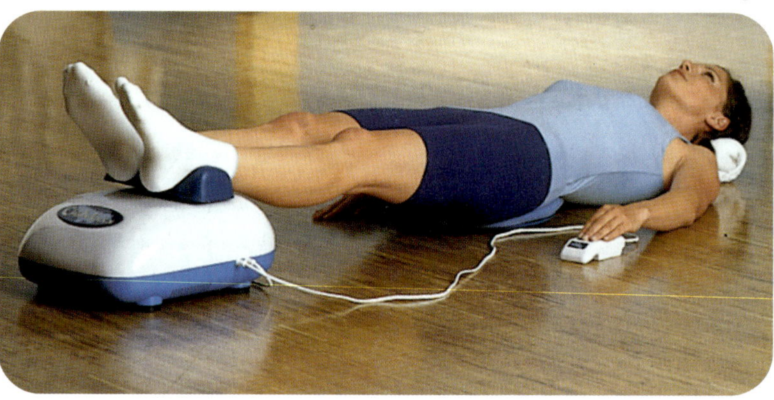

Achten Sie auf genügend Platz und eine angenehme, ruhige Umgebung.

rungskabel, bevor Sie das Kabel ans Stromnetz anschließen.
Vor dem ChiMaxx muss genügend Platz sein, sodass Sie sich lang ausgestreckt auf den Boden legen können. Breiten Sie vor dem ChiMaxx eine Decke aus, auf der Sie sich bequem ausstrecken können.
Der Raum sollte angenehm warm, aber nicht überhitzt sein. Sorgen Sie durch Lüften oder durch Kippen eines Fensters dafür, dass im Raum genügend sauerstoffreiche Luft zur Verfügung steht.
Eine entspannende und beruhigende Atmosphäre entsteht, wenn das Licht im Raum gedämpft ist und kein Lärm Sie bei der wohltuenden Massage stören kann.

Einstimmung

Ziehen Sie leichte Kleidung an, die nicht einengt oder behindert. Trinken Sie ein Glas Wasser, am besten wenig kohlensäurehaltiges Mineralwasser, bevor Sie mit der Massage beginnen.
Entspannen Sie sich, konzentrieren Sie sich auf sich selbst und Ihren Körper. Stress und Probleme verlieren an Wichtigkeit, die nächsten Minuten der Massage gehören ganz Ihnen und dienen ausschließlich Ihrer Gesundheit, Ihrer Entspannung und Ihrem ganz eigenen Wohlbefinden.
Grundsätzlich empfiehlt es sich, vor der Anwendung des ChiMaxx Entspannungs- und Aufwärmübungen durchzuführen.

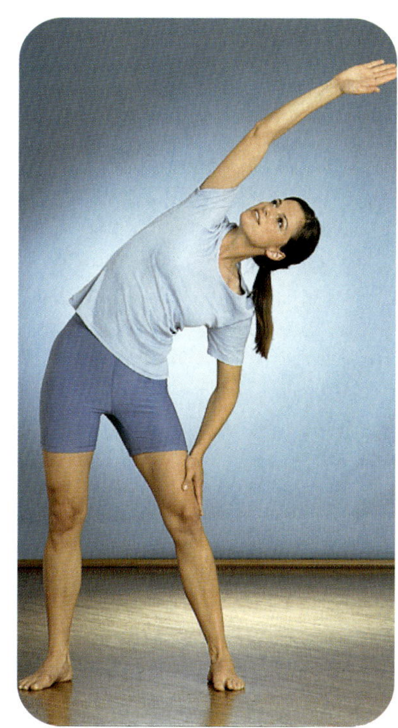

Eine angespannte Muskulatur mindert die Wirksamkeit des ChiMaxx. Lockern Sie sich vor der Massage!

EXTRA

Nach dem Sport

Wenn Sie sich vor der ChiMaxx-Massage körperlich angestrengt haben, etwa beim Joggen oder im Fitnessstudio, dehnen und strecken Sie sich, bevor Sie die Massage beginnen.

Tipps zur Entspannung, zum Aufwärmen und zu weiteren unterstützenden Techniken finden Sie in den anschließenden Kapiteln dieses Buches.

Die umfassende Wirksamkeit und der ganzheitliche Effekt der Massage mit dem ChiMaxx beruht auf seiner Schwingbewegung in einer Frequenz von 140 Schwingungen pro Minute.

Los geht's

Strecken Sie sich auf der Decke vor dem ChiMaxx aus, und legen Sie die Fußfesseln in die weich gepolsterten Auflagen auf dem Gerät. Schieben Sie den Drehteller, auf den Sie das Polsterkissen legen, etwa in Höhe des Steißbeins unter Ihr Gesäß.
Den Regelschalter, mit dem Sie die Dauer der Massage einstellen, legen Sie neben sich auf den Boden. Atmen Sie ruhig und tief durch, und entspannen Sie sich. Stellen Sie auf dem Drehschalter die gewünschte Dauer der Massage ein. Die Fußauflage beginnt sich hin und her zu bewegen, dabei wird Ihr ganzer Körper in Schwingung versetzt.
Atmen Sie während der Massage ruhig und entspannt weiter, lassen Sie sich von den Schwingungen des Geräts hin und her bewegen, und verkrampfen Sie sich nicht, da das Gerät blockieren und Schaden nehmen könnte.
Nach Ablauf der eingestellten Zeit schaltet sich der ChiMaxx automatisch ab.
Zu Beginn sollte die Massage mit dem ChiMaxx nicht länger als zwei bis drei Minuten dauern. Ihr Körper muss sich zuerst an diese Form der Bewegung gewöhnen. Überfordern Sie ihn nicht.

Übungen mit dem ChiMaxx

Entscheiden Sie sich je nach beabsichtigter Wirkung der Massage für eine der drei folgenden Positionen.

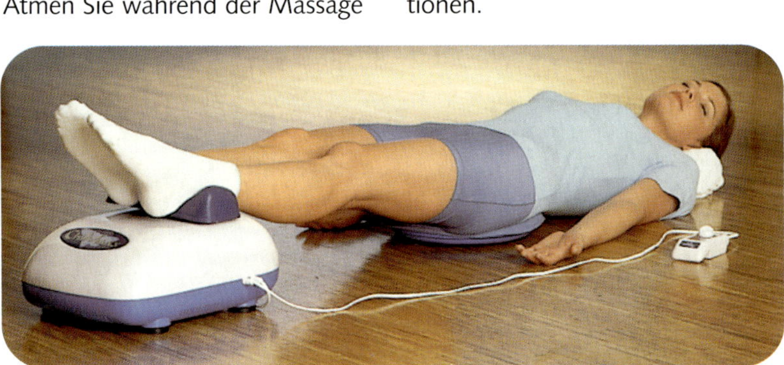

Entspannende Position

Besonders entspannend wirkt die Massage mit dem ChiMaxx, wenn Sie auf dem Rücken liegen und die Arme locker ausgestreckt neben den Körper legen. Die Handflächen zeigen nach oben, die Schultern sind entspannt und nicht angezogen. Die Schulterblätter liegen auf dem Boden auf. Die rhythmische Wellenbewegung des ChiMaxx wandert gleichmäßig und beruhigend durch Ihren Körper.

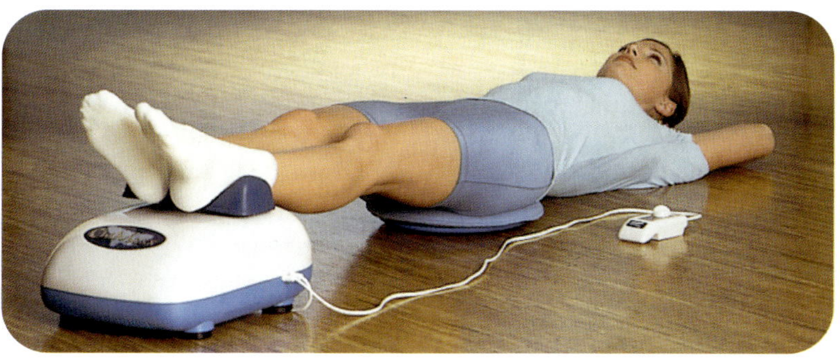

Belebende Position

Verschränken Sie beide Arme hinter dem Kopf, und legen Sie sich ausgestreckt auf den Rücken. Die Brust- und Oberarmmuskeln werden in dieser Stellung gestreckt. Lassen Sie die Ellbogen locker hängen, und achten Sie darauf, die Nackenmuskulatur und die Muskeln im oberen Rückenbereich nicht anzuspannen.
Die rhythmischen Bewegungen des ChiMaxx lösen in dieser Position speziell Verspannungen im Schulterbereich und vitalisieren Sie von Kopf bis Fuß.

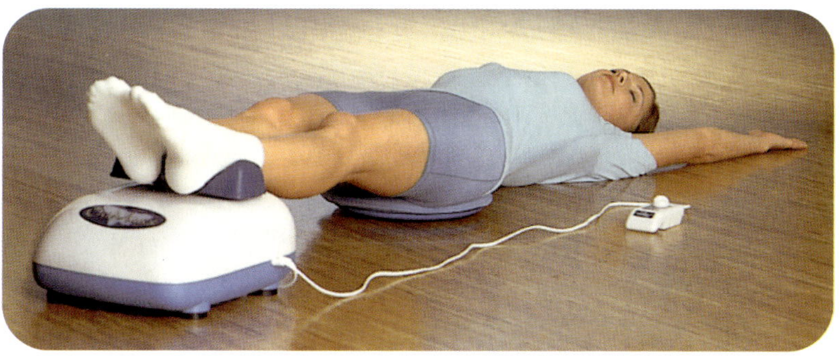

Dehnungs-Position

Legen Sie sich lang ausgestreckt auf den Rücken, und strecken Sie die Arme über den Kopf weit nach hinten.
Die Handflächen zeigen nach oben, der ganze Körper ist gestreckt und wird in dieser Position leicht gedehnt. Strecken Sie sich einmal ganz durch, bevor Sie entspannt und ohne jegliche willkürliche Muskelanspannung liegen bleiben.
Während der ChiMaxx Ihren Körper in Schwingung versetzt, geben Sie sich ganz der Entspannung hin und korrigieren Ihre Haltung nicht nach.

Ausklang

Am Ende der Massage, wenn der ChiMaxx zum Stillstand gekommen ist, bleiben Sie noch ein paar Minuten ruhig und entspannt auf dem Rücken liegen.
Vielleicht spüren Sie eine leichte Benommenheit. Es kann Ihnen auch so vorkommen, als ob Sie ein bisschen schweben. Oder Sie spüren ein Prickeln von Kopf bis Fuß. Keine Sorge! Auf diese Art äußert sich der sogenannte »Chi-Effekt«. Sie spüren die Lebensenergie, die nun frei fließen und ihre positiven Wirkungen entfalten kann.
Stehen Sie langsam auf, und trinken Sie ein weiteres Glas Wasser, um den Flüssigkeitsbedarf Ihres aktivierten Lymphsystems auszugleichen.

»Wenn das Qi frei und üppig kreist, dann werden im Schnee die Blumen blühen.« Chinesisches Sprichwort

Die Twister-Übung

Die beiliegende Drehscheibe aus Kunststoff, der sogenannte »Twister«, sorgt dafür, dass sich bei der Massage mit dem ChiMaxx die Schwingungen ungehindert und schonend über den ganzen Körper verteilen können. Mit dem Twister kann eine zusätzliche Übung durchgeführt werden, die einerseits die Balance, andererseits die Koordination der Bewegungsabläufe von Schultern, Oberkörper, Hüfte und Beinen und sogar die Kondition trainiert.
Stellen Sie sich am besten barfuß oder mit leichten Hausschuhen, die Sie nicht einengen und eine rutschfeste Sohle haben, mit beiden Beinen auf den Twister, der auf dem Boden liegt.
Auch wenn Sie am Anfang das Gefühl haben, etwas wackelig zu stehen, weil der Twister aus zwei beweglichen Hälften besteht, versuchen Sie, einen sicheren Stand zu finden. Lassen Sie sich Zeit, Ihren Körper auszubalancieren.

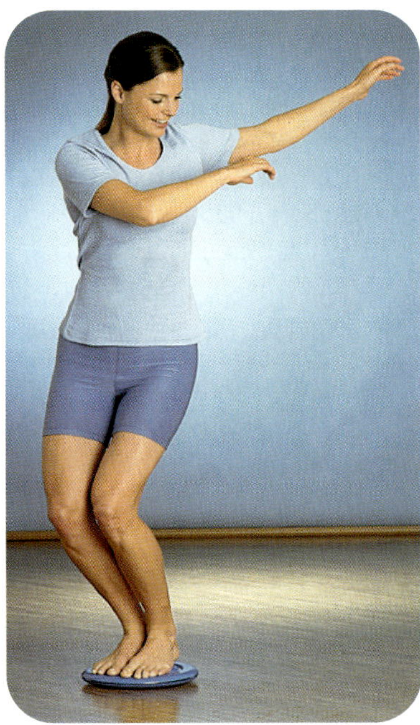

So trainieren Sie mit dem Twister.

Wenn Sie das Gefühl haben, sicher zu stehen, schwingen Sie zuerst die Arme, dann auch die Schultern, Hüften und Beine leicht hin und her.
Wenn Sie einen Bewegungsrhythmus gefunden haben, werden Sie

entdecken, dass sich der Twister dreht. Diese Drehung können Sie mit Ihren Bewegungen steuern: schneller oder langsamer, nach links oder nach rechts. Verdrehen Sie Oberkörper, Hüfte und Beinpartie gegeneinander, und leiten Sie so den Bewegungsimpuls an den Twister weiter. Wenn Sie etwas in die Knie gehen und so den Beinen mehr Bewegungsradius verschaffen, lässt sich der Twister noch besser drehen.
Machen Sie diese Bewegungsübung anfangs nur wenige Minuten, und bewegen Sie sich nur so stark, dass Sie sich noch sicher auf den Beinen fühlen. Mit zunehmender Übung werden Sie den Twister immer stärker beanspruchen und mit der Zeit regelrechte »Tänze« aufführen können.

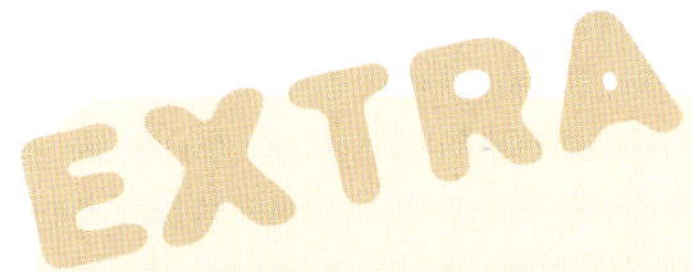

Der ChiMaxx ist für den privaten Gebrauch zu Hause konstruiert und darf nicht im Freien benutzt werden. Er unterstützt die körperliche Fitness und hilft, zu entspannen, sich zu erholen und die Gesundheit zu erhalten.
Der ChiMaxx ist kein Trainingsgerät im engeren Sinn und auch kein medizinisch-therapeutisches Gerät.

Die gleichzeitigen Bewegungen in unterschiedliche Richtungen sind eine ideale Übungsmöglichkeit für die unterschiedlichsten Muskelpartien. Auf minimalem Raum entdecken Sie eine große Bewegungsvielfalt, die zudem Spaß macht.

Was Sie beachten sollten

Nehmen Sie zu Beginn den ChiMaxx nicht zu lange in Anspruch. Die Massage sollte in den ersten Tagen nur wenige Minuten und danach maximal 10 bis 15 Minuten pro Trainingseinheit dauern. Zu Beginn sollten Sie die Massage mit dem ChiMaxx auf zwei Minuten begrenzen und nicht häufiger als zwei Mal täglich durchführen. Steigern Sie die Dauer der Massage langsam und Schritt für Schritt. Die maximale Massagedauer sollte 30 Minuten auf keinen Fall überschreiten.
Brechen Sie die Massage mit dem ChiMaxx sofort ab, wenn Ihnen übel oder schwindelig wird oder wenn Sie Schmerzen verspüren. Wenn Sie unter Gleichgewichtsstörungen, Rücken- oder Gelenkbeschwerden leiden, Herz- oder Kreislaufprobleme oder andere Gesundheitsprobleme haben, sollten Sie Ihren Arzt konsultieren und abklären, ob für Sie eine Massage mit dem ChiMaxx in Frage kommt.
Schwangere und Kinder sollten den ChiMaxx nicht benutzen.

Twisten Sie zu Musik im Kreis. Das macht Spaß, trainiert das Gleichgewicht und verbessert die Kondition.

Unterstützung für die ChiMaxx-Massage

Ruhe und Bewegung, Konzentration und Entspannung stehen in wechselseitiger Abhängigkeit voneinander. Die Traditionelle Chinesische Medizin – sozusagen die »Mutter« des ChiMaxx – lehrt außerdem, dass die Balance zwischen den verschiedenen Kräften die beste Grundlage für Gesundheit und Wohlbefinden ist.
Neben verschiedenen Techniken der Entspannung, die eine optimale Vorbereitung und eine wichtige Ergänzung zur Massage mit dem ChiMaxx darstellen (→ Seite 40 ff.), gibt es weitere Möglichkeiten, diese wichtigen Minuten, die Ihrer Gesundheit und Ihrem Wohlbefinden dienen, wirkungsvoll und angenehm zu gestalten.

Qualitativ hochwertige Aromaöle erhalten Sie in Apotheke, Reformhaus oder Ökoläden.

Aromaöle

Das Riechen ist eine wichtige und von vielen Menschen unterschätzte Sinneswahrnehmung. Die Duft-Informationen gelangen über die Nasenschleimhaut direkt in unser Gehirn und rufen oft Erinnerungen oder bestimmte Bilder wach, erregen Abscheu oder Verlangen, beruhigen oder wirken aktivierend. Während wir uns optischen oder akustischen Reizen entziehen können, ist das bei olfaktorischen Reizen kaum möglich.
Diese Geruchswahrnehmung wird über Aromaöle gezielt beeinflusst. Mit ihrer Hilfe können körperliche oder seelische Zustände beeinflusst werden.
Egal ob als Körperöl, Badezusatz oder in der Duftlampe, Aromaöle können auf vielerlei Art wirken. Bei einer Ölmassage oder bei einem Ölbad beeinflussen die Wirkstoffe nicht nur über die Nase das Wohlbefinden, sondern werden über die Haut aufgenommen, gelangen in die Blutbahn und zu den Organen.

Nur beste Qualität

Bei der Anwendung von Aromaölen, egal ob als Badezusatz, als Massageöl oder als Duftöl, ist es wichtig, auf naturreine, rückstandsfreie und ungemischte Qualität zu achten.
Synthetische Öle, Öle mit künstlichen Aromen oder Beimischungen anderer Essenzen können unerwünschte Nebenwirkungen wie Kopfschmerzen oder Übelkeit auslösen. Das gilt vor allem dann, wenn das Öl direkt mit der Haut in Berührung kommt.
Achten Sie beim Kauf auf Bezeichnungen wie »naturidentisch« oder »parfümiert«; diese Öle sind mit dem Einsatz von Chemie hergestellt.
Gute Aromaöle sind teuer, aber hoch konzentriert. Der Aufdruck »genuin« oder ein »g« zeigt an, dass das Öl ein Naturprodukt ist, das mit Hilfe der Wasserdampfdestillation gewonnen wurde. Weitere Vermerke sollten darüber informieren, ob das Öl aus der

Blüte, dem Samen oder der Wurzel einer Pflanze gewonnen wurden, aus welchem Land die Pflanze stammt und ob es auf belastende Rückstände kontrolliert wurde.

EXTRA

Riechen

In der Nasenhöhle befinden sich die so genannten »Riechkolben«, zwei Felder mit Schleimhaut, die mit bis zu 30 Millionen feinster Härchen ausgestattet sind. Sie sind in der Lage, winzigste Duftinformationen als Nervenimpuls ans Gehirn weiterzuleiten.

Kleiner Ausflug in die Geschichte

Die Herstellung von Pflanzenauszügen zu Heilzwecken ist den Menschen seit sehr langer Zeit geläufig. Man fand in einem bereits 5000 Jahre alten pakistanischen Grab ein Destillationsgerät aus Ton, das zur Herstellung aromatischer Kräuterauszüge diente.
Der persische Arzt Avicenna (980 –1037) entwickelte das damals bekannte Herstellungsverfahren für Pflanzenessenzen weiter und ermöglichte dadurch die Gewinnung des reinen ätherischen Öls. Nach den Grundzügen dieses Verfahren werden heute noch unsere Aromaöle gewonnen. Avicenna beschrieb ausführlich die Heilwirkungen verschiedener Aromaöle und verfasste mehrere Bücher zu diesen Themen, die 500 Jahre lang als Lehrbücher verwendet wurden.
Freilich wurden zu dieser Zeit Aromaöle auch für viele andere Zwecke benutzt: Man parfümierte bald das Haus, um üble Gerüche zu überdecken; Kleidungsstücke, die nicht so oft gewaschen werden konnten wie heute, wurden »beduftet«, und in der französischen Stadt Grasse, die später zur Welthauptstadt des Parfüms werden sollte, duftete sogar die Kanalisation.
Anfang des 20. Jahrhunderts begann der französische Chemiker René-Maurice Gattefossé mit Parfüms und Kosmetika zu experimentieren. Er beschäftigte sich dabei intensiv mit den Pflanzenessenzen und nannte seine Erkenntnisse der Heilwirkungen »Aromatherapie«. Mit diesem Begriff, den er 1936 als Titel für ein Buch verwendete, gab er der Behandlung mit duftenden Pflanzenstoffen die heute übliche Bezeichnung.

Bereits vor 4000 Jahren arbeitete die chinesische Medizin mit Aromaölen. Römer und Griechen benutzten duftende Öle zum Heilen und zur Körperpflege. Und im alten Ägypten spielten sie eine große Rolle bei der Mumifizierung.

Die verschiedenen Anwendungen

Bei der Verwendung von Aromaölen ist zu beachten, dass es gewisse Öle gibt, bei deren Anwendung Nebenwirkungen nicht ausgeschlossen sind und für eine Reihe von Ölen in bestimmten

Ein Tipp für Eilige: In Läden, die Naturkosmetik führen, bekommen Sie fertig gemixte Bade- oder Körperöle.

Situationen (z.B. Schwangerschaft) Anwendungsbeschränkungen bestehen, die berücksichtigt werden müssen.
Lassen Sie sich bitte beim Kauf unbedingt beraten, kaufen Sie Ihre Öle beim Fachmann!

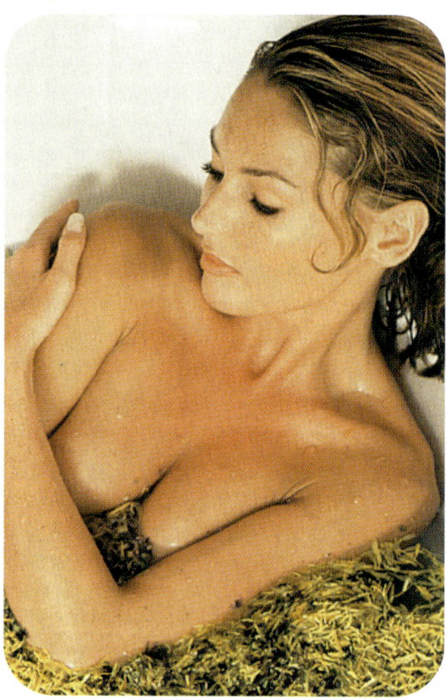

Entspannend und heilsam: Ein Bad mit Aromaöl oder Blüten.

Das Öl-Bad

Ein Bad mit Duftölen pflegt einerseits die Haut, andererseits können die Duftöle ihre Wirksamkeit über das Einatmen der aromatisierten Dämpfe und das Eindringen des Öls in die Haut entfalten. Bei einem Vollbad geben Sie etwa fünf Tropfen ätherisches Öl ins Badewasser. Außerdem können Sie hautpflegende Zusätze wie eine Sahne-Vollmilch-Mischung, etwas Honig oder Molke dazugeben.

Duftlampen-Öl

Aromaöle, die in Duftlampen ihre Wirkung entfalten können, lassen sich praktisch überall einsetzen. Die Flamme einer Kerze bringt dabei langsam Wasser zum Verdunsten, in das drei bis fünf Tropfen Aromaöl gegeben wurden. Das Aromaöl kann so seine Wirkung sanft und gleichmäßig in der Raumluft entfalten.
Wichtig ist, dass die Schale nicht zu heiß wird und das Wasser nicht vollständig verdunstet. In der Schale sollten sich keine festen Rückstände bilden.

Massageöl

Wie beim Duftöl-Bad wirkt auch das Massageöl direkt über die Haut und indirekt über die Nase. Als Grundlage für ein Körperöl kommt ein möglichst neutrales Öl wie Nuss- oder Mandelöl als Trägersubstanz in Frage. Bei trockener Haut kann auch Avocadoöl oder Weizenkeimöl verwendet werden, bei fettiger Haut Jojobaöl. Es genügt, zehn Tropfen des Aromaöls mit 100 Millilitern des Basisöls zu mischen.

Eigene Erfahrungen sammeln

Aromaöle können die ChiMaxx-Massage wirkungsvoll ergänzen. Um herauszufinden, welches Öl bei Ihnen die beste beabsichtigte

Wirkung hat, gibt es nur eine Möglichkeit: Probieren Sie verschiedene Duftrichtungen aus. Ein erstes wichtiges Indiz dabei ist auch, ob Ihnen der Duft beim vorsichtigen Riechen am Fläschchen angenehm oder unangenehm ist.

EXTRA

Aromaöle von A bis Z und ihre Wirkung

Anis	entspannnt, wärmt
Baldrian	beruhigt
Basilikum	erfrischt, regt an
Beifuss	gegen Schmerzen
Betelnuss	muntert auf, stärkt
Bergamotte	belebt, aktiviert
Bitterorange	erfrischt, klärt
Bohnenkraut	regt an, kräftigt
Cassia	entspannt, erwärmt
Engelwurz	reinigt
Estragon	entkrampft
Eukalyptus	belebt, motiviert
Fenchel	wärmt, muntert auf
Fichtennadel	stimuliert
Geranie	reinigt, hellt auf
Gewürznelke	regt an
Grapefruit	muntert auf
Grapefruit	motiviert, erfrischt
Ginseng	stärkt, regt an
Hopfen	reinigt, beruhigt
Jasmin	beruhigt, gleicht aus
Johanniskraut	heitert auf, beruhigt
Kamille	beruhigt
Kampfer	regt an, belebt
Kümmel	reinigt
Latschenkiefer	regt an, baut auf
Lavendel	gleicht aus, entspannt
Limette	erfrischt, heitert auf
Liebstöckel	vitalisiert, kräftigt
Majoran	beruhigt
Mandarine	beruhigt
Melisse	belebt, harmonisiert
Minze	erfrischt, fördert die Konzentration
Myrrhe	gleicht aus
Myrte	stärkt, inspiriert
Nelkenblüte	regt an
Orange	beruhigt
Orangenblüte	heitert auf, erwärmt
Origanum	regt an
Patchouli	stimuliert, aphrodisiert
Pfefferminze	anregend, antidepressiv
Rose	harmonisiert, erheitert
Rosmarin	regt an, fördert die Konzentration
Salbei	gleicht aus, stärkt
Sandelholz	euphorisiert
Tanne	erfrischt, stärkt
Teebaum	reinigt, belebt
Thymian	regt an, fördert die Konzentration
Verbene	beruhigt
Vetiver	regt an, kräftigt
Wacholder	baut auf, erwärmt
Weihrauch	kräftigt, regt an
Ysop	regt an
Ylang Ylang	gleicht aus, aphrodisiert
Zeder	baut auf, beruhigt
Zistrose	beruhigt
Zitrone	belebt, aktiviert
Zitronengras	regt an
Zypresse	regt an, fördert die Konzentration

Sie kämpfen mit schlechten oder dumpfen Gerüchen in Ihrer Wohnung oder Ihrem Büro? Lavendel- und Zitronenöl nehmen die störenden Duftstoffe aus der Luft und verbreiten ein angenehmes Raumklima.

Kräutertees

Wie Sie bereits lesen konnten, haben Kräuter als Heilmittel auch in Europa eine lange Tradition. Nicht nur als Öl-Auszüge, auch als Heiltees und zum Inhalieren behaupten sie seit langem ihren Platz in der Hausapotheke.
Sie können die Kräutertees vor allem einsetzen, um sich vor einer ChiMaxx-Massage zu beruhigen, oder auch, um sich danach für neue Aufgaben wieder in Schwung zu bringen.
In vielen Kräutertees werden ätherische Öle wirksam. Sie entfalten dabei ihre bewährte Heilwirkung und beruhigen oder stimulieren.

Bewahren Sie Ihre Kräutertees an einem kühlen und dunklen Ort auf, und schützen Sie sie vor Wärme und Feuchtigkeit, weil die Kräuter sonst ihre Wirksamkeit verlieren. Am besten eignen sich fest verschließbare Glasgefäße oder Teedosen aus Blech zur Aufbewahrung.

Am besten biologisch

Die Kräuter für Ihren speziellen Tee sollten möglichst wenig mit Schadstoffen belastet sein, also am besten aus kontrolliertem Anbau stammen.
Solche Tees erhalten Sie in Apotheke, Reformhaus, Bioladen, in speziellen Kräuterfachgeschäften oder auch im Versandhandel. Dort können Sie sich auch Ihre ganz persönliche Beruhigungs- oder Anregungsmischung zusammenstellen lassen.
Experimentieren Sie dabei ruhig ein bisschen – bei vielen Tees lässt die Wirkung irgendwann nach und macht einen Wechsel erforderlich.

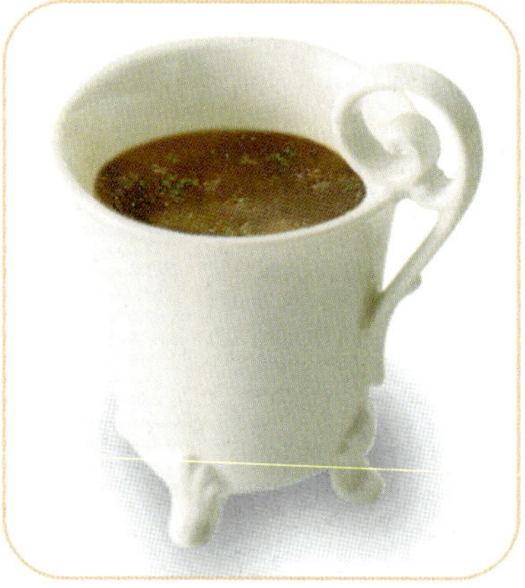

Belebend oder beruhigend – eine Tasse Kräutertee ist immer ein Genuss.

Aus dem eigenen Anbau

Für getrocknete Tees lohnt sich der Eigenanbau in der Regel nicht, außer Sie sind glücklicher Besitzer eines großen Gartens. Aber eine Tasse Tee aus frischen, ungetrockneten Kräutern ist ein ganz spezieller Genuss. Beim heißen Aufguss gehen die ätherischen Öle ins den Teesud über, die sonst beim Trocknen schon zum großen Teil verdunsten.
Für den Frisch-Aufguss eignen sich zum Beispiel alle Pfefferminzarten, alle Melissearten, echte Kamille, Salbei oder Lindenblüten. Sie sind nicht nur ein Genuss, sondern auch besonders wirksam.
Auch hier lohnen sich Experimente mit verschiedenen Kräutern und vor allem mit Kräutermischungen. Fachgeschäfte können Ihnen weiterhelfen.

Aus frischen Kräutern

Möchten Sie Tee aus frischen Kräutern zubereiten, füllen Sie eine kleine Teekanne oder eine große Tasse zur Hälfte mit dem frisch gepflückten Kraut. Übergießen Sie die Blätter und Stengel mit kochendem Wasser, und lassen Sie das Ganze fünf bis zehn Minuten ziehen. Süßen Sie nach Geschmack mit Honig.

Welchen Tee wofür

Nachfolgend finden Sie eine kleine Auswahl an Kräutern, die Ihnen bei Ihrem persönlichen Wellness-Programm helfen können:

* Baldriantee hilft bei Schlaflosigkeit und beruhigt.
* Brennesseltee wirkt wie Matetee entwässernd und hilft so bei der Regeneration aller Körperzellen.
* Fencheltee wirkt beruhigend auf gereizte Magennerven. (Viele Mütter kennen das von ihren Kindern!)
* Ginsengtee wirkt gegen Abgespanntheit und Depressionen und reguliert den Blutdruck.
* Hagebuttentee vertreibt die Müdigkeit; das darin enthaltene Vitamin C stärkt unsere Abwehrkräfte.
* Hirtentäschel regt an und stützt den Kreislauf.
* Hopfen beruhigt – auch wenn Sie ihn nicht im Bier trinken.
* Johanniskraut hebt die Stimmung und entspannt.
* Kamille beruhigt und lindert.
* Lavendel gleicht aus, er kann anregend oder beruhigend wirken, je nach Zustand.
* Löwenzahn stützt den Stoffwechsel und entwässert.
* Melissentee und Thymiantee haben eine beruhigende Wirkung. Mit Honig schmecken sie besser.
* Pfefferminztee belebt.
* Ringelblume entkrampft.
* Schöllkraut wirkt beruhigend und krampflösend.
* Wildrose hilft bei Abwehrschwäche und Abgeschlagenheit.

EXTRA

Achtung – Heilmittel!

▷ **Bitte denken Sie daran, dass viele Kräutertees sehr wirksame Stoffe enthalten.**

▷ **Trinken Sie ohne vorherige Beratung mit einem Fachmann keinen Tee regelmäßig und häufig über einen längeren Zeitraum.**

▷ **Wechseln Sie zwischen unterschiedlichen Teesorten. Es macht Spaß, öfter etwas Neues auszuprobieren.**

▷ **Lassen Sie sich Teemischungen zusammenstellen.**

▷ **Wenn Sie Medikamente nehmen, sprechen Sie bitte mit dem Arzt über Tees, die für Sie geeignet sind.**

Auch getrocknete Früchte eignen sich zur Tee-Herstellung: So verfügt die Hagebutte über einen höheren Vitamin C-Gehalt als Orangen und Zitronen. Johannisbeeren enthalten Farbstoffe, die das Sehen in der Dämmerung positiv beeinflussen, und der Maracuja schreibt man eine beruhigende und schlaffördernde Wirkung zu.

Farben und ihre Wirkung

Die Sprache der Farben ist universell. Das zeigen zum Beispiel die grellen Warnfarben, mit denen manche Tiere und Pflanzen ihren Feinden unmissverständlich signalisieren, dass sie giftig oder gefährlich sind.
Aber nicht nur in Flora und Fauna sind Farben mehr als nur ein Gestaltungselement. Sie rufen Reaktionen hervor und beeinflussen Stimmungen.
Der Mensch erfasst seine Umwelt vor allem mit den Augen. Wir orientieren uns mit dem Sehsinn und nehmen die meisten Informationen über diesen Sinneskanal auf. Dieses Aufnehmen ist aber keineswegs neutral, denn mit unterschiedlichen Farben werden auch verschiedene Situationen, Stimmungen und Gefühle assoziiert.

»In dem Augenblick, da ich über die Farbe nachdenke, zerfällt ihr Duft, und ich halte nur ihren Körper in Händen.«

Johannes Itten, Maler und Kunstpädagoge, 1888–1967

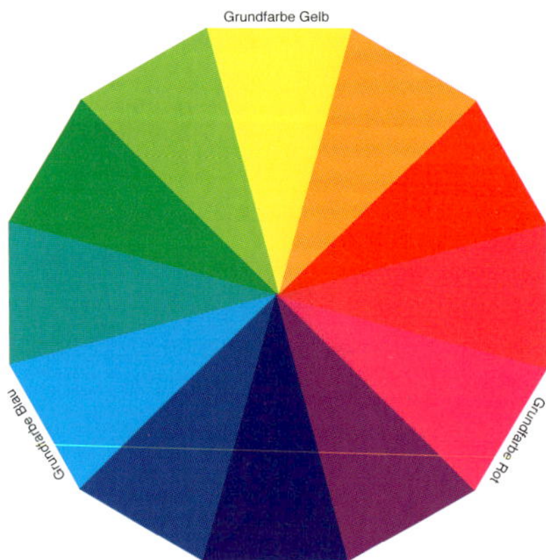

Der Farbkreis zeigt uns, wie sich die Farben zueinander verhalten.

Die Bedeutung von Farben

Nicht von ungefähr werden verschiedenen Farben verschiedene Eigenschaften und Bedeutungen nachgesagt. Über die Jahrhunderte entwickelte sich eine Lehre von der Bedeutung und Wirkung der Farben auf den Menschen.
Sie können an geläufigen Redewendungen sehen, wie tief die Bedeutung von Farben in unserer Kultur verwurzelt ist:

- ins Blaue fahren
- sich schwarz ärgern
- gelb vor Neid werden
- rot sehen
- etwas durch eine rosarote Brille sehen
- eine weiße Weste tragen
- Gold in der Kehle haben
- einen Silberblick haben
- noch grün hinter den Ohren sein
- der graue Alltag

Wir können also unsere Gefühle und Empfindungen bestimmten Farben zuordnen. Farben können unterschiedliche Reaktionen bei uns auslösen, weil wir im Laufe unseres Lebens mit jeder Farbe bestimmte Erfahrungen gemacht haben. An diese Erfahrungen erinnern wir uns, wenn wir eine Farbe wahrnehmen. Und wenn wir diese Erfahrungen so oft gemacht haben, dass sie verinnerlicht sind, lösen sie automatisch unbewusste Reaktionen aus.

Diese Beobachtungen haben sich in den Gesetzmäßigkeiten der Farbensymbolik niedergeschlagen. Im Extra (→ Seite 31) finden Sie Erklärungen zur Bedeutung der wichtigsten Farben. Die Vorstellungen, die die Betrachtung einer Farbe beim Einzelnen hervorruft, können sich natürlich davon unterscheiden.

EXTRA

Die Evolution der Farben

Menschen, die nicht farbenblind sind, und die meisten übrigen Primaten sehen zahlreiche Farben beim Betrachten ihrer Umwelt. Anders alle übrigen Säugetiere: Deren Farbempfinden ist relativ arm ausgebildet. Neben weiß und schwarz empfinden sie nur noch ein artspezifisches Farbenpaar x und y. So nehmen die Primaten nicht nur durch ihre Intelligenz und den Gebrauch ihrer Hände, sondern auch durch ihr reiches Farbempfinden eine Sonderstellung unter den Säugetieren ein.

Farbkontraste

Wie wir aus der Farbenlehre wissen, wirken Farben durch Kontraste. Dabei werden folgende Kontraste unterschieden:

- Farbe-an-sich-Kontrast
Die Grundfarben (Blau, Gelb, Rot) bilden untereinander einen starken Farbkontrast.
- Hell-Dunkel-Kontrast
Die gleiche Farbe wird als sehr helle oder sehr dunkle Nuance gegenübergestellt.
- Komplementär-Kontrast
Die komplementären Farben liegen sich im Farbkreis gegenüber, wie Rot – Grün, Gelb – Lila, Orange – Blau.
- Qualitätskontrast
Farbqualität meint die Intensität einer Farbe zwischen Reinheit und Mischung, also der Kontrast zwischen der reinen und der gemischten Farbe.
- Quantitätskontrast
Damit wird Mengenverhältnis von Farben zueinander bzw. das Größenverhältnis der Farbflächen bezeichnet.
- Simultan-Kontrast
Dieselbe Farbe wirkt auf unterschiedlichem Hintergrund verschieden.

Die eigenen Assoziationen

Umgeben Sie sich mit den Farben, die Ihre Stimmung auf die gewünschte Weise beeinflussen. Sie werden schnell feststellen, welche Farben Sie in welchen Stimmungen am liebsten um sich haben, und die unterschwellige Wirkung der Farben an Ihrer Reaktion spüren. Denken Sie dabei auch an Ihre Kleidung!

Schon Johann Wolfgang Goethe beschäftigte sich mit den Farben und ihrer Wirkung. Er schrieb: Wir empfinden »eine große Freude an der Farbe. Das Auge bedarf ihrer, wie es des Lichts bedarf. Man erinnre sich der Erquickung, wenn an einem trüben Tag die Sonne ... scheint und die Farben daselbst sichtbar macht.«

Etwa 7 Millionen Lichtsinneszellen auf der Netzhaut unserer Augen, die Zapfen genannt werden, sind für das Farbsehen zuständig.

Wirkung von Farbkombinationen

Neben den Einzelfarben, die gewisse Assoziationen und Gefühle auslösen, spielen Farbkombinationen eine große Rolle. Selten kommt eine Farbe allein vor, und wenn es beispielsweise darum geht, eine entspannende, neutrale oder aktivierende Umgebung zu schaffen, dann sind bestimmte Farbkombinationen gefragt.
Die Farbkombination der warmen Farben Rot, Orange und Gelb etwa aktiviert besonders stark und setzt viel Energie frei. Die Kombination von Rot, Blau und Orange enthält eine große Dynamik. Neutral und sachlich-funktional wirken die Farbkombinationen Weiß, Grau und Schwarz sowie Weiß, Grau und Blau. Sicherheit, Vertrauen und Hoffnung vermittelt die Kombination von Grün, Weiß und Blau. Geborgenheit und Zuverlässigkeit vermitteln Grün, Braun und Blau. Klugheit, Idealismus und Klarheit gehen mit den Farbkombinationen Weiß, Blau, Silber oder Weiß, Blau, Gold einher. Sympathie vermitteln die Farben Blau, Rot und Grün.

Farben in der Umgebung

Wenn man sich die Farbenlehre und Farbsymbolik betrachtet, wird einem sehr schnell klar, wie sehr die farbige Gestaltung von Räumen zum eigenen Wohlbefinden beitragen kann.
Wie man einen Raum farblich günstig gestaltet, hängt von seiner Funktion ab. Schlafzimmer vertragen ruhige, kühle Töne, während sich für Wohn- und Kinderzimmer eine warme und farblich akzentuierte Gestaltung empfiehlt.
Wichtig ist auch das Angebot an natürlichem Licht: Bei guter Tageslicht-Versorgung werden dunkle Töne eher vertragen als bei einem dunklen Raum.
Sie sehen, für die persönliche Übungsumgebung gibt es eine Menge zu berücksichtigen. Nehmen Sie sich Zeit, sich nach und nach den für Sie passenden Raum oder die Übungsecke zu schaffen. Das Abschalten, Entspannen und Auftanken wird Ihnen dann um so leichter fallen.

EXTRA

Farbe und Kleidung

Ihre Kleidung umhüllt Sie den ganzen Tag und hat natürlich einen starken Einfluss auf Ihr Befinden. Ebenso signalisiert Sie Ihrem Gegenüber, mit wem er es zu tun hat. So strahlen Schwarz und Weiß Autorität und Unnahbarkeit aus. Blau ist sehr neutral. Nicht umsonst ist unsere Geschäftskleidung also häufig dunkel. Gelb fördert dagegen die Kommunikation. Denken Sie an die Post!

EXTRA

Die Bedeutung der Farben

Rot ist die Farbe des Feuers. Sie wirkt aggressiv und aufwühlend. Rot signalisiert Vitalität und Energie, Liebe und Leidenschaft, aber auch Zorn und Wut.

Gelb ist die Farbe der Sonne. Sie wirkt hell, freudig und erheiternd. Gelb ist die Weisheit, die Vernunft und die Lebensfreude. Schmutziges Gelb symbolisiert Täuschung, Geiz, Neid.

Orange ist die Farbe der untergehenden Sonne und kombiniert Wärme mit Licht. Sie wirkt hoffnungsvoll und lebensfroh. Orange steht für Aufgeschlossenheit, Selbstvertrauen, Optimismus und Gesundheit.

Blau ist die Farbe des Himmels. Sie wirkt kühl und ruhig und steht für Vertrauen, Sehnsucht und Zuverlässigkeit.

Grün ist die Farbe der Pflanzen und hat eine beruhigende Wirkung. Sie steht für Großzügigkeit, Harmonie, Hoffnung, Erneuerung.

Pink wird von der Natur vor allem für Blütenblätter verwendet. Sie symbolisiert Idealismus und Optimismus, Ordnung und Dankbarkeit.

Türkis ist die Farbe des sonnenbeschienenen Meeres. Sie wirkt leicht kühl, strahlt Frische, Klarheit, Offenheit aus und vermittelt ein Gefühl der Freiheit und Weite.

Violett ist eine seriöse, stolze und würdevolle Farbe. Ernst und Frömmigkeit verbinden sich mit Violett ebenso wie Magie, Mystik, Buße und Frömmigkeit.

Braun ist die Farbe der Erde. Es ist eine warme Farbe, die bei vielen Menschen Geborgenheit auslöst. Sie kann aber auch Gefühle der Mittelmäßigkeit und der Gleichgültigkeit hervorrufen.

Schwarz ist die Farbe der Trauer und hat einen würdevollen Charakter. Die Schwärze als Lichtlosigkeit drückt Unergründlichkeit und Unabänderlichkeit aus.

Weiß ist die Farbe von Klarheit und Kälte. Mit dieser Farbe verbinden sich Unschuld und Reinheit ebenso wie Unnahbarkeit und Unerreichbarkeit.

Grau ist die Farbe des trüben Himmels. Sie steht für Vorsicht, Unsicherheit, Neutralität, Sachlichkeit und Zurückhaltung.

Als besonders harmonisch empfinden wir Farben, die im Farbkreis nebeneinander liegen. Große Kontraste entstehen durch Farben sich sich im Farbkreis gegenüber stehen.

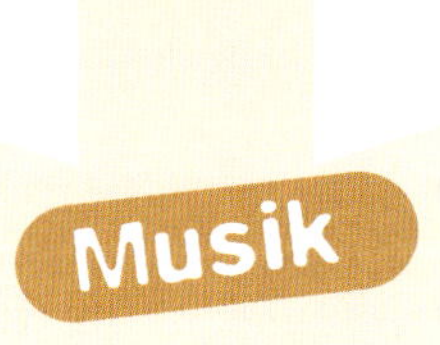

Musik

Musik bewegt, sie kann Gefühle auslösen und eine entspannende, aber auch eine energiegeladene Atmosphäre schaffen.
Alle Menschen haben eine tiefe Beziehung zu Tönen und Rhythmen. Musik wirkt auf unser Innerstes – noch mehr, als es die Farben tun. Deshalb wird sie seit langem als Therapiemittel eingesetzt, denn sie kann bei psychosomatischen Krankheiten den Heilungsprozess auslösen.
Entdecken Sie für sich die gefühlsmäßigen Möglichkeiten von Musik. Begleiten Sie Ihre ChiMaxx-Massage mit passenden Klängen.

Was verstehen wir unter Musik? In der Antike bezeichnete man mitMusik eine Tätigkeit, die den Geist bildete. Erst im Laufe der Zeit verwendete man den Begriff für die »Kunst der Töne«. Musik wird gesungen (Vokalmusik) oder von Instrumenten gespielt (Instrumentalmusik).

EXTRA

Klassische Musikvorschläge zum entspannten Hören

- **Johann Sebastian Bach »Goldberg-Variationen«**
- **Georg Friedrich Händel »Konzert No. 3, D-Dur«**
- **Wolfgang Amadeus Mozart »Es-Dur Quintett für Klavier und Bläser«, KV 452**
- **Ludwig van Beethoven »Mondscheinsonate«**
- **Robert Schumann »Träumerei«**
- **Smetanas Symphonie »Die Moldau«**
- **Jacques Offenbach »Barcarole«**

Klänge und Stimmungen

Klänge begleiten uns jede Stunde des Tages – vom Klingeln des Weckers bis zur Hupe eines Autos, von der Radiomusik auf dem Weg zur Arbeit bis zum Rauschen der Blätter bei einem Spaziergang.
Töne sind physikalisch gesehen nichts anderes als Schwingungen, die wir mit unseren Ohren auffangen und in unserem Gehirn verarbeiten. Die unterschiedlichen Klänge, die uns umgeben, haben verschiedene Schwingungsmuster und rufen dadurch bei uns verschiedene Reaktionen hervor.
Es gibt bei diesen Schwingungen eine »goldene Mitte«, die der italienische Mathematiker Fibonacci entdeckt hat. Töne aus diesem Klangspektrum haben eine ausgleichende Wirkung auf uns Menschen: Erregtes wird beruhigt, zu Abgespanntes angeregt.

Die Klassiker entdecken

Johann Sebastian Bachs Kompositionen bewegen sich um diese goldene Mitte – wahrscheinlich empfinden viele seine Kompositionen deswegen als so angenehm.
Aber auch in anderen Kompositionen der klassischen Musik finden sich Klänge, die zum Entspannen, Sich-Wohlfühlen, Träumen und Meditieren anregen.
Sie erzeugen eine Atmosphäre, in der man entspannen, zu sich selbst finden, Harmonie und

Ausgeglichenheit erfahren kann. Probieren Sie aus, welche Stücke sich für Sie eignen. Lauschen Sie der Musik mit geschlossenen Augen, und lassen Sie sich von den Melodien tragen.

Entspanntes Hören

Geeignete Musik kann Sie in wenigen Minuten fast unbemerkt in einen entspannten Zustand bringen. Das muss nicht in Ihrem Ruheraum sein! Es gelingt auch bei der Arbeit, beim Zeitunglesen, beim Autofahren oder während eines Spaziergangs.
Besonders gut eignet sich diese Musik natürlich auch als Begleitung für Ihre ChiMaxx-Massage. Achten Sie bei der Auswahl darauf, dass die Stücke in langsamem Tempo komponiert sind.

Spezielle Musikangebote

Neben vielen klassischen Stücken gibt es eine ganze Reihe von modernen Musiken, die speziell für Entspannung und Meditation komponiert wurden. Oft sind es fernöstliche Klänge, die eingängig, heiter, melodiös, kraftvoll und fröhlich sind.
Auch bei den Originalmusiken von Völkern verschiedener Kontinente finden Sie vieles, was für Ihre persönliche »Abschalte-Musik« geeignet sein kann: Trommelklänge aus Afrika, das geheimnisvolle Didgeridoo aus der australischen Wüste, orientalische Zimbelklänge – das Angebot ist riesig.
Daneben gibt es noch musikalische »Stimmungsbilder«, wie zum Beispiel »Meer «oder »Wüste«. Oft sind dort instrumentale Töne mit Klängen aus der Natur vermischt.
Reine Naturklänge sind ebenfalls heute in breiter Auswahl erhältlich: Vogelgesang am frühen Morgen, Meeresrauschen, Geräusche des Waldes und vieles mehr. Probieren Sie es aus!

Für viele Menschen gehört das Hören klassischer Orchester-Musik zum täglichen Entspannungsprogramm.
Der Begriff Orchester leitet sich im Übrigen ab vom griechischen »orchestra«, dem Tanzplatz des Chores in einem Theaterstück.

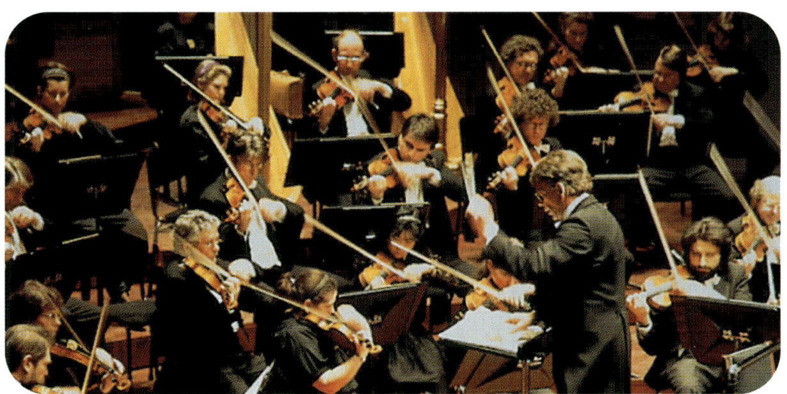

Klassische Musik eignet sich sehr gut zum Entspannen.

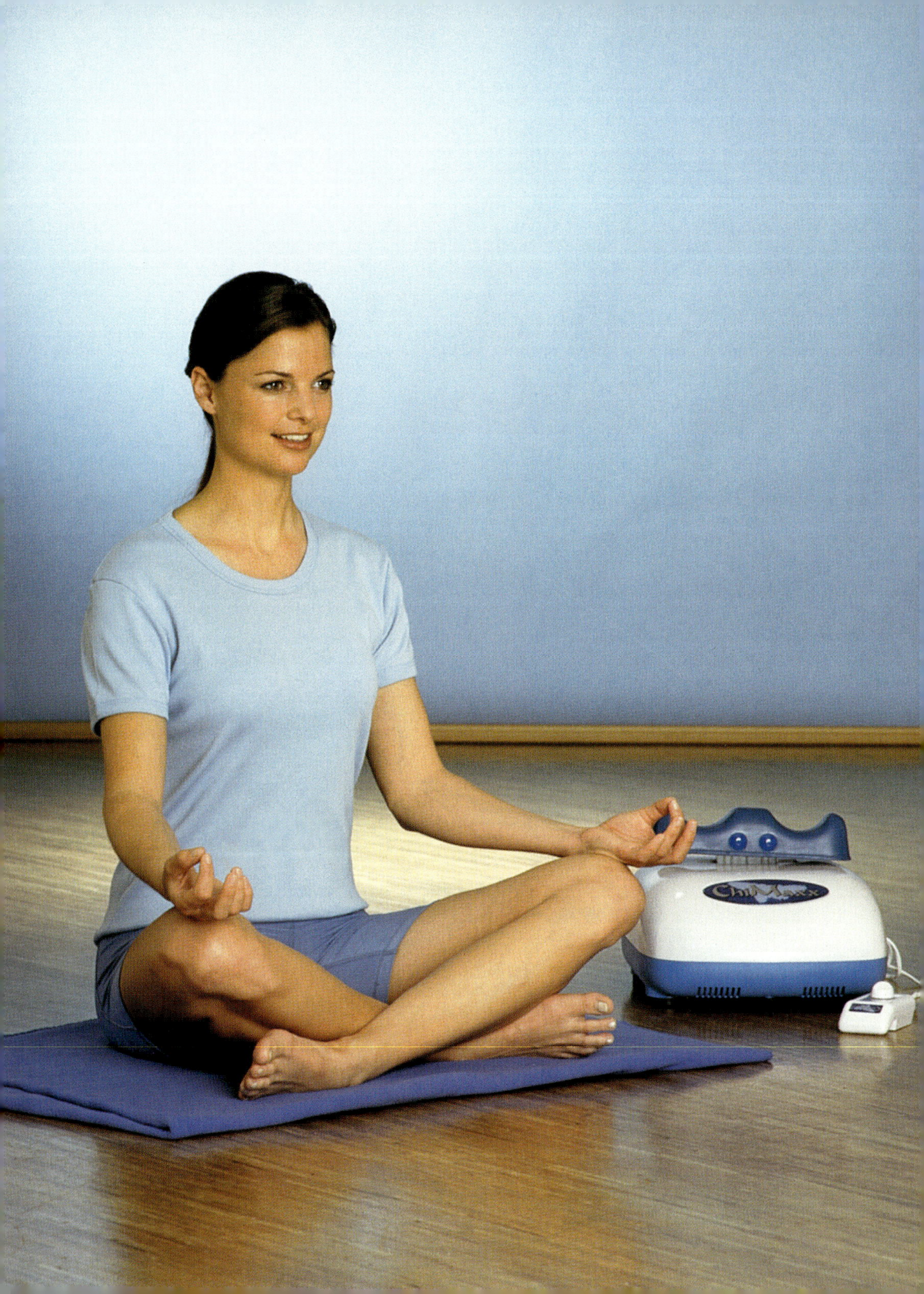
ChiMaxx

Entspannung pur mit dem ChiMaxx

Sie wissen genau, wie schwierig es ist, mit allen Anforderungen fertig zu werden, die jeden Tag an Sie gestellt werden.
Erkennen Sie, was Sie belastet, und tun Sie etwas dagegen! Das ist gar nicht so schwer, wie Sie vielleicht denken.
Wir zeigen Ihnen verschiedene Möglichkeiten, um herauszufinden, welches Ihre persönliche »Entspannungs-Hürde« ist und wie Sie diese am einfachsten überwinden. Der ChiMaxx hilft Ihnen dabei!
Suchen Sie sich unter den vielen Entspannungsprogrammen das aus, das Ihnen am besten gefällt.

Vorsicht, Stress!

Jeden Tag gilt es, Aufgaben zu bewältigen und Erwartungen gerecht zu werden.
Manchmal nehmen Sie diese Herausforderungen gern an und meistern sie mit Bravour, manchmal aber fühlen Sie sich der Arbeit und Verantwortung nicht gewachsen. Dabei ist es oft die Einschätzung der eigenen Leistungsfähigkeit, die den Unterschied zwischen »gutem« und »schlechtem« Stress macht.

Der Begriff STRESS kommt aus dem Englischen und wurde 1936 von dem Biochemiker und Mediziner Hans Selye (1907–1982) geprägt. Er bezeichnete damit ein Reaktionsmuster, das alle Menschen und Tiere auf erhöhte Beanspruchung in geistiger oder körperlicher Hinsicht zeigen.

Herausforderung oder Überlastung?

Stress ist nicht nur negativ zu sehen, er kann eine Herausforderung sein, die man optimistisch in Angriff nimmt. Nach getaner Arbeit und mit gelösten Problemen ist man glücklich und zufrieden mit den eigenen Leistungen.
Viele Menschen empfinden Stress jedoch als negativ, wenn sie sich überlastet fühlen und mit den Anforderungen an Körper oder Geist einfach nicht mehr Schritt halten können.

Disstress und Eustress

Man bezeichnet Stress, der als unangenehm und negativ empfunden wird, als »Disstress«. Stress, der mit Herausforderungen verknüpft ist, die einen erfolgreichen Abschluss versprechen, wird »Eustress« genannt.

Stress in Form von Disstress entsteht dann, wenn man eine Situation umgehen möchte, weil man sich ihr nicht gewachsen fühlt.
Die Anforderungen schätzt man als zu hoch ein, allein der Gedanke an diese nicht zu bewältigende Aufgabe überfordert und lähmt einen regelrecht. Fühlt man sich jedoch kompetent, eine Situation zu meistern, freut man sich trotz der Energieleistung, die zu erbringen ist, auf einen gelungenen Abschluss der Herausforderung, dann wird man die Belastung als Eustress empfinden.

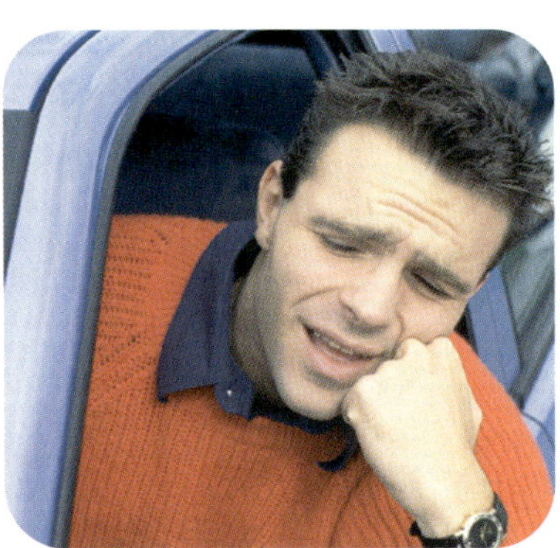

Stresssituationen im Alltag kennt jeder von uns.

Typische Stresssituationen

Stresssituationen, die jeder kennt, sind Überholmanöver im Straßenverkehr oder der Zeitdruck, wenn es darum geht, einen Zug rechtzeitig zu erreichen.
Vor dem Überholvorgang mit dem Auto erhöht sich die Herzfrequenz und die Aufmerksamkeit.

Man lauert auf den günstigen Augenblick, wenn eine übersichtliche Wegstrecke mit freier Gegenfahrbahn das Überholen zulässt. Die Stresssymptome dauern so lange an, bis der Überholvorgang abgeschlossen ist; dann normalisieren sich Herzfrequenz und Blutdruck schnell wieder. Die Anspannung lässt nach und weicht einem positiven Gefühl, die Situation gemeistert und nun freie Fahrt zu haben.
Richtig stressig kann es sein, wenn man verschiedene Dinge zu erledigen hat, bevor man zum Bahnhof hastet, um einen bestimmten Zug zu erreichen. Sämtliche Abläufe werden beschleunigt, man steht so lange unter Druck, bis man den Zug erreicht hat und sich in den Sitz sinken lässt.
Als einzelne Episoden gesehen, sind diese zwei Situationen Beispiele für Eustress. Zu überholen oder rechtzeitig einen Zug zu erreichen – diese Situationen sind zwar mit einer Belastung verbunden, können aber problemlos bewältigt werden. Man setzt voraus, dass man die Situation erfolgreich meistert, und wird mit Erfolg belohnt. Verpasst man jedoch häufig den Zug, weil man zu spät aus dem Büro wegkommt, oder versäumt man Termine, weil der Verkehr zu dicht ist, dann können die Herausforderungen einer Eustress-Situation in Disstress umschlagen und zur Belastung werden.

Disstress blockiert

Fehlt bei einer Anforderung die Erfolgserwartung und die positive Einstellung, schlägt sich das oft auch in körperlichen Symptomen nieder.
Der Organismus kann auf unterschiedliche Art und Weise reagieren (→ Kasten).

EXTRA

Typische Merkmale von Disstress

- **Zittern**
- **Herzklopfen**
- **Gereiztheit**
- **Niedergeschlagenheit**
- **Zähneknirschen**
- **Schlafstörungen**
- **Konzentrationsmangel**
- **Angstzustände**
- **Kopfschmerzen**
- **Schwitzen**
- **Übelkeit**
- **Schwindelgefühle**
- **Verspannungen**

Mit Stress umgehen

Während die Anforderungen, die Eustress auslösen, kontrollierbar oder zumindest absehbar sind, erscheinen uns die Anforderungen, die Disstress auslösen, übermächtig und nicht zu bewältigen zu sein.
Eustress verbessert die Flexibilität und die Stressresistenz durch die Erfahrung, dass schwierige Situa-

Andauernder Stress kann Krankheiten verursachen: Magengeschwüre, Bluthochdruck und Herzinfarkt gehören zu den typischen »Stress-Krankheiten«.

»Lachen ist die beste Medizin«, sagen wir. Lachen hilft auch gegen Stress! Probieren Sie's aus! Gehen Sie in einem angespannten Moment in ein stilles Eckchen und lachen Sie herzhaft – auch wenn Sie sich erst dazu zwingen müssen! Sie werden sehen, wenn Sie aus Ihrer »Lachecke« zurückkommen, fühlen Sie sich viel weniger gestresst.

tionen zu meistern sind, wenn man sich darauf einlässt und neue Wege zu gehen bereit ist.
Das Selbstvertrauen und der Anreiz zum Handeln werden gestärkt. Das positive Ergebnis einer zunächst stressigen, aufregenden Aufgabe bringt Motivation und Erfahrung. In der Konsequenz bedeutet das für unser Handeln, den Problemen nicht aus dem Weg zu gehen, sondern sich ihnen zu stellen, sie Schritt für Schritt zu lösen.
Disstress wirkt so lähmend, weil keine Lösung für die Aufgabenstellung erkennbar ist. Man fühlt sich in der Situation gefangen. Oft geraten Menschen unter Druck, weil sie eine Sache besonders gut machen wollen, die Anforderungen überbewerten oder nur einen gewaltigen Problemberg vor sich sehen. Sie sollten den Blick auf den Weg senken, den sie Schritt für Schritt gehen könnten, um zu einer Lösung zu kommen.
Ein Wechsel des Blickwinkels, eine Neubestimmung des Problems, eine Zerstückelung der Arbeit in kleine Teile – all das kann helfen, aus einem großen Problem kleinere Aufgaben zu machen, die sich einfacher bewältigen lassen.
Entspannung ist dabei notwendig, um wieder klar denken und überlegt an die Aufgabe heranzugehen. Distanz zum Problem, zu den eigenen Gefühlen und Gedanken sind ebenfalls sehr wichtig. Stress blockiert Energie, absorbiert Gedanken und hält Gefühle gefangen. Kommt die Energie zum Fließen, tritt Entspannung ein. Das ist das ein wichtiger Schritt weg vom negativen Stress.

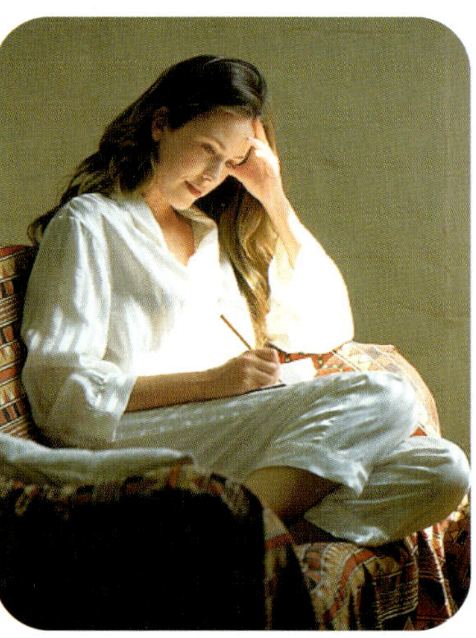

Erinnern Sie sich an die schönen Momente des Tages!

Psychohygiene

Eine gute Methode, Probleme anzugehen und Ärger loszuwerden, ist es, sich am Ende des Tages hinzusetzen und eine Bestandsaufnahme zu machen. Oft wird so manches erst klar, wenn man in Ruhe darüber nachdenkt und es aufschreibt.
Auf einem großen Zettel notieren Sie alles, was tagsüber vorgefallen ist. Negative wie positive Erlebnisse, Gedanken, Zwischenfälle, Freuden, Ärger, Ideen usw. Lesen Sie, was Sie aufgelistet haben, und streichen Sie alle uner-

freulichen Dinge durch. Löschen Sie sie von der Liste der Ereignisse. Schreiben Sie einen neuen Zettel, auf dem nur die positiven Erlebnisse stehen. Ziehen Sie eine positive Bilanz aus dem vergangenen Tag – das gibt Kraft und Energie für den nächsten.

Kleine Konzentrationshilfen

Oft fällt es einem schwer, sich von den Alltagssorgen zu lösen, den Stress abzuschütteln und sich zu entspannen, um zur Ruhe und Ausgeglichenheit zu finden. Dann kann ein kleines Ritual helfen, sich von hartnäckigen Gedanken zu befreien und sich auf die ChiMaxx-Massage vorzubereiten.

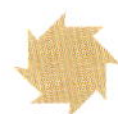

Der schwindende Ton

Für diese Übung benötigen Sie einen kleinen Gong oder einen Triangel, der in Reichweite neben Ihnen steht.
Legen Sie sich bequem auf den Rücken, atmen Sie ruhig und gleichmäßig durch und schlagen Sie den Gong an. Halten Sie den Arm in die Luft gestreckt und verfolgen Sie den Ton, so lange Sie können. Die Augen sind geschlossen. Denken Sie an nichts anderes als an den Ton, der leiser und immer leiser wird und den Sie verfolgen. Atmen Sie ruhig und gleichmäßig weiter.
Wenn Sie den Ton nicht mehr hören können lassen Sie den Arm langsam sinken.

Nun können Sie mit der ChiMaxx-Massage beginnen.

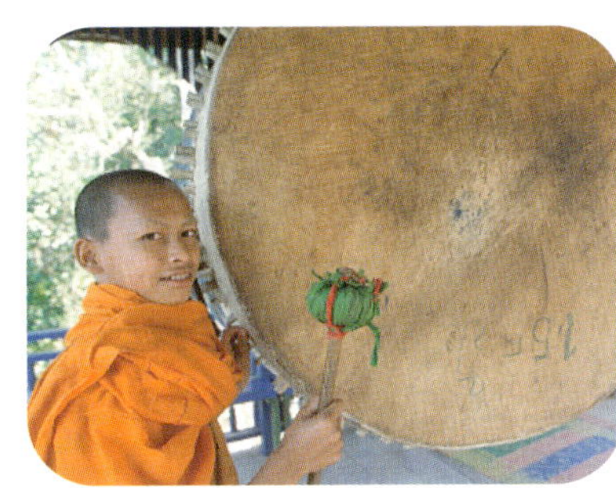

In vielen Kulturen wird der Ton des Gongs als Hilfe für die Meditation verwendet.

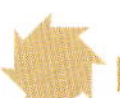

Das entspannende Licht

Stellen Sie im leicht verdunkelten Raum ein brennendes Teelicht neben sich auf den Boden und legen Sie sich bequem auf den Rücken.
Das Teelicht steht in einem Glas, das Sie mit transparentem Papier in einer beruhigenden Farbkombination (→ Seite 31) beklebt haben. Achten Sie darauf, dass das Glas groß genug ist, so dass das Transparentpapier nicht anbrennen kann.
Drehen Sie den Kopf leicht in Richtung des Lichts und blicken in die Flamme. Das farbige Teelicht blendet nicht, es sendet eine ruhige und konzentrationsfördernde Energie zu Ihnen.
Schauen Sie so lange ins Licht, bis Sie sich ruhig und entspannt fühlen, dann können Sie die Augen schließen und die Massage mit dem ChiMaxx beginnen.

Unterschätzen Sie nicht die kleinen täglichen Ärgernisse! Oft sind sie es, die das Fass zum Überlaufen bringen. Ein winziger Anlass kann uns den Rest geben, und wir brechen körperlich und/oder geistig zusammen.
Machen Sie sich den Anlass für Ihren »Stress« bewusst, und fragen Sie sich, ob er das wert ist!

Entspannungstechniken

Anspannung und Entspannung

Körperliche Anstrengung, aber auch psychische Belastungen machen sich mit einer Reihe von Symptomen bemerkbar. Muskeln werden angespannt, die Haltung verkrampft sich, der Blutdruck steigt ebenso wie die Pulsfrequenz, und die Atmung wird beschleunigt, Blockaden entstehen. Im Gegensatz dazu lässt bei der Entspannung die Muskelanspannung nach, der Atem wird ruhig und gleichmäßig, die Pulsfrequenz sinkt, der Blutdruck sinkt. Entspannung muss man zulassen, sie kann nicht »erarbeitet« werden. Der erste Schritt zu einer erfolgreichen Entspannung ist, sie als positives Erlebnis zu empfinden.

Entspannung ist die Auflösung von physischer und psychischer Anspannung.

Fixpunkt im täglichen Leben

Alle Entspannungstechniken sollten über einen längeren Zeitraum in der gleichen Form durchgeführt werden. Dadurch tritt die Entspannung als Reaktion auf ein immer wiederkehrendes Signal ein. Dieses Signal kann eine Entspannungsformel – kurze Sätze, Bilder oder Situationen – sein, die Sie sich immer wieder vor Augen führen. Durch regelmäßiges Training wird es Ihnen möglich sein, in den verschiedensten Alltagssituationen abzuschalten.

Der Entspannungsraum

Bei der Entspannung kommt es darauf an, sich auf sich selbst zu konzentrieren. Die Umgebung sollte reizarm sein, sodass Sie nicht abgelenkt werden. Vielleicht verdunkeln Sie den Raum, in dem Sie Ihre Entspannungsübungen durchführen, oder verhängen die Lichtquellen mit

EXTRA

Entspannung wirkt

Entspannung wirkt positiv auf Körper und Geist. Sie atmen ruhiger, empfinden ein wohliges Gefühl von Wärme und Schwere. Ängste und Sorgen rücken in den Hintergrund, Ärger verliert an Bedeutung.
Eine große Rolle spielt die Wechselwirkung zwischen körperlicher und geistig-seelischer Entspannung. Psychische Probleme, Aggressivität und Ängstlichkeit zeigen sich oft in körperlichen Beschwerden, etwa in einer Verspannung verschiedener Muskelpartien. Diese körperliche Barriere gilt es, mit Muskelentspannungsübungen zu überwinden und so den Weg für tiefere Entspannung freizumachen.

Tüchern in einer beruhigenden Farbe. Es sollten möglichst wenig Lärm und Außengeräusche in diesen Ruheraum dringen. Der Raum sollte warm sein und über einen Boden verfügen, auf dem Sie bequem liegen.

Entspannende Haltungen

Bereiten Sie sich mit immer mit festen Ritualen auf die Entspannungsphase vor. Ziehen Sie bequeme Kleidung und weiche Schuhe an, legen Sie ruhige Musik auf, zünden Sie eine Kerze an, breiten Sie eine Decke aus.
Die meisten Menschen entspannen am leichtesten, wenn sie auf dem Rücken auf einer warmen, weichen Matte oder Decke liegen. Die Beine sind locker ausgestreckt, die Arme liegen neben dem Körper, und der Kopf liegt gerade. In dieser Haltung können Sie anschließend auch die Massage mit dem ChiMaxx durchführen.
Auch im Sitzen können Sie entspannen. Vor allem, wenn Sie tagsüber im Büro oder bei der Arbeit keine Zeit haben, Ihr »großes« Entspannungsritual durchzuführen.
Dazu sollten Sie eine bequeme Sitzstellung auf einem Stuhl einnehmen. Dabei stehen beide Füße nebeneinander auf dem Boden. Der Rücken ist angelehnt, die Hände werden locker auf die Oberschenkel gelegt. Der Kopf ist leicht geneigt, das Kinn fällt aber nicht auf die Brust. Schließen Sie die Augen, und konzentrieren Sie sich auf sich selbst oder auf Ihre inneren Bilder.

EXTRA

Was hilft Ihnen am besten?

Probieren Sie selbst aus, mit welchen Vorbereitungen zur Entspannung Sie bessere Erfolge erzielen. Ruhe oder Bewegung oder eine Kombination aus beidem. Testen Sie die Übungen auf den folgenden Seiten, und bleiben Sie bei dem, was Ihnen zusagt.

Entspannung und Anspannung stehen in einem Wechselverhältnis zueinander.

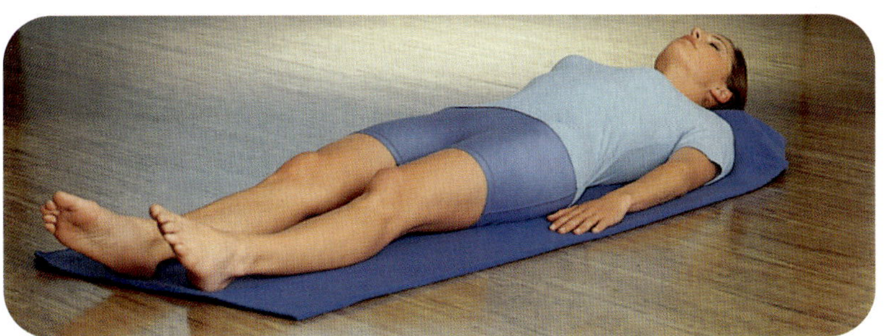

Liegen auf einer angenehmen Unterlage ist der Anfang der Entspannung.

Atementspannung

Das Atmen geschieht unwillkürlich und gehört zur vegetativen Seite des Körpersteuerungssystems. Wenn wir gestresst sind oder Angst haben, wird die Atmung hastiger und flacher.
Auf die Atmung kann aber bewusst Einfluss genommen werden. Zum Abbau von Stress, Ärger und Angst hilft das bewusste Atmen und die Atemverlangsamung. Die Konzentration auf das Atmen senkt das Aktivitätsniveau, es entspannt und beruhigt.

Das Atmen ist in jeder Kultur mehr als nur der Vorgang des Luftholens. Wir kennen den engen Zusammenhang zwischen Atem und Psyche. Unsere Sprache spiegelt das wieder: Da raubt einem etwas den Atem, oder die Luft bleibt einem weg. Stress zeichnet sich oft dadurch aus, dass keine Zeit zum Durchatmen bleibt.

So atmen Sie richtig

Die beste Art zu atmen ist das Einatmen durch die Nase und das Ausatmen durch die Nase oder den leicht geöffneten Mund. Der Atem soll tief einströmen und im Bauchraum zu spüren sein.
Stellen Sie sich am besten vor, Sie röchen einen ganz schwachen Duft. Dabei atmet man besonders lang und tief ein, wobei der Mund geschlossen bleibt, um die gesamte Luft an den Riechkolben (→ Seite 23) in der Nase entlang zu führen.
Das Ausatmen sollte deutlich länger dauern als das Einatmen, etwa doppelt so lang. Setzen Sie dabei die so genannte »Lippenbremse« ein, indem Sie die ausgeatmete Luft durch einen kleinen Spalt zwischen den Lippen entweichen lassen. Erst wenn alle

EXTRA

Verschiedene Entspannungstechniken

Sensorische Entspannungstechniken arbeiten mit dem Körper. Dazu gehören die progressive Muskelentspannung, die Atementspannung und bewegungsorientierte Übungen.

Imaginative Entspannungstechniken arbeiten mit Bildern und Vorstellungen (»Imagination« heißt »Vorstellung«). Dazu gehören Fantasiereisen und das Vorstellen von entspannenden Bildern.

Kognitive Entspannungstechniken arbeiten mit der Kraft des Bewusstseins und kommen bei der Meditation und beim autogenen Training zur Anwendung. Die Entspannungsreaktionen werden durch das Wiederholen von Formeln ausgelöst.

Häufig treffen wir bei Übungen auf eine Kombination der drei Techniken, etwa wenn beim Yoga die Bewegungsübungen im Vordergrund stehen, Atemtechnik und Vorstellungsbilder aber ebenso eine wichtige Rolle spielen.

Luft restlos entwichen ist, halten Sie einen kurzen Augenblick lang inne und atmen dann wieder ein. Nach dem Einatmen halten Sie die Luft nicht an, sondern beginnen sofort mit dem Ausatmen.

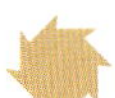

Einfaches Atmen

Lenken Sie Ihre Aufmerksamkeit auf den Atem. Atmen Sie ruhig und gleichmäßig bei geschlossenem Mund durch die Nase, und konzentrieren Sie sich darauf, wie die Luft durch die Nase ein und wieder hinaus strömt. Am besten halten Sie dabei die Augen geschlossen.
Denken Sie etliche Atemzüge lang nur daran, ruhig und langsam durch die Nase einzuatmen. Der Atem strömt ein ... und wieder aus ... ein ... und wieder aus, ganz gleichmäßig. Achten Sie nur auf Ihren Atem, ohne ihn verändern zu wollen. Beobachten Sie, wie er einströmt und wieder ausströmt.

Verblüffende Wirkung

Schon diese einfache Atembeobachtung wirkt meist sehr beruhigend. Nicht umsonst heißt es, wenn man sich aufzuregen oder in Stress zu geraten droht, dass man erst einmal »die Luft anhalten« soll. Das ist gar nicht falsch, doch noch besser ist es, ruhig zu atmen.
Lenken Sie in solchen Situationen Ihre Aufmerksamkeit auf das Atmen, und halten Sie so Ihre Gefühle unter Kontrolle.

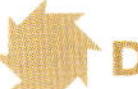

Durchatmen

Das ist eine kleine Übung für zwischendurch, die Sie auch ganz einfach bei der Arbeit durchführen können.
Wenn Sie etwas abgeschlossen haben, halten Sie kurz inne. Genießen Sie, dass Sie ein Zwischenziel im Tagesablauf erreicht haben.
Lehnen Sie sich zurück, vergegenwärtigen Sie sich die Arbeit, die Sie gerade abgeschlossen haben. Atmen Sie ganz tief ein, und verabschieden sich mit dem Ausatmen von der Tätigkeit.

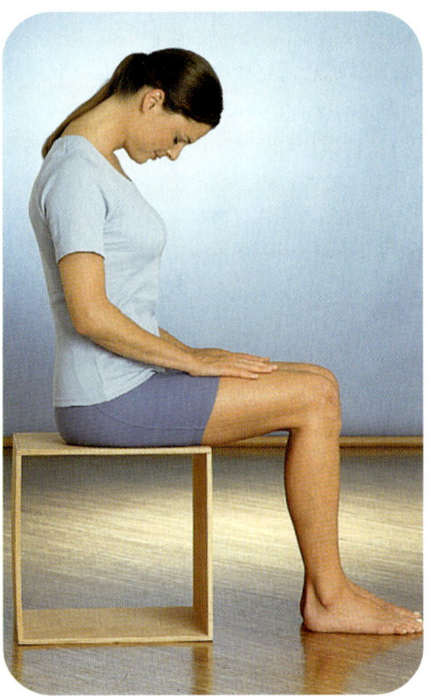

Viele Übungen können Sie auch im Sitzen ausführen.

Störungen der Atmung wirken auf den ganzen Körper, weil wichtige Grundfunktionen davon betroffen sind: Beim Atmen ändert sich das Körpervolumen, das Verhältnis von Sauerstoff und Kohlensäure im Blut, das Säure-Basen-Gleichgewicht in den Zellen. Es beeinflusst die Lage der Organe im Bauch und die Druckverhältnisse in den Lymph- und Blutbahnen.

Verbinden Sie tiefes Atmen mit heilsamen Aromen: Das Inhalieren von ätherischen Ölen unterstützt die Entspannung.

Tiefe Atembeobachtung

Die nächste Stufe der Atementspannung ist die tiefe Atembeobachtung. Diese Übung wird auf dem Rücken liegend durchgeführt. Zuerst konzentrieren Sie sich dabei wieder auf das Ein- und Ausströmen des Atems. Legen Sie dann eine Hand, am besten die linke, locker auf den Bauch knapp unterhalb des Brustkorbs. Verfolgen Sie nun den Weg Ihres Atems bis tief in den Bauch und wieder zurück. Dabei sollen Sie ganz normal weiter atmen und nicht den Atem willentlich beschleunigen oder verlangsamen. Konzentrieren Sie sich nur auf Ihre Atembewegungen und auf den Fluss des Leben spendenden Atems. Um sich besser auf das Atemgeschehen konzentrieren zu können, verknüpfen Sie es mit einem Bild, etwa dem Kommen und Gehen der Wellen (→ nächste Übung).

Rauschende Wellen

Am besten lässt sich das tiefe Atmen mit einem Bild verbinden: Mit dem Brausen großer Meereswogen. Dabei sollten Sie die Augen geschlossen halten und sich nur auf das innere Bild konzentrieren.

Sie liegen locker und entspannt und atmen ruhig durch die Nase. Der Atem kommt von allein, und er geht von allein. Sie atmen ein ... und wieder aus. Ein ... und wieder aus und immer so weiter. Der Atem geht tief in den Bauch, und er kommt von ganz unten zurück. Sie atmen tief ein ... und wieder aus. Tief ein ... und wieder aus.

Stellen Sie sich einen Strand am Meer vor. Es ist ein klarer, heller Tag, und das Meer liegt als große, blaue Fläche direkt vor Ihnen. Eine große Welle kommt an und rauscht auf den Strand. Beim Ausatmen hören Sie das Rauschen der Welle, beim Einatmen ist alles still, und das Meer zieht sich zurück.

Ihr Atem hat die Kraft des Meeres. Die Welle braust heran ... und still atmen Sie wieder ein. Das Meer sammelt wieder Kraft, bevor es eine neue, mächtige

EXTRA

Ballast loswerden

Mit dem Einatmen nehmen wir Sauerstoff auf, mit dem Ausatmen geben wir verbrauchte Luft ab. Doch nicht nur das, mit dem Einatmen kommen Energie, Ruhe und Ausgeglichenheit. Mit dem Ausatmen wird Ballast abgeworfen: Stress, Ärger, Angst und Wut. Stellen Sie vor, dass ihre Sorgen verschwinden und neue Kraft in Sie fließt, wenn Sie sich beim konzentrierten Ein- und Ausatmen entspannen.

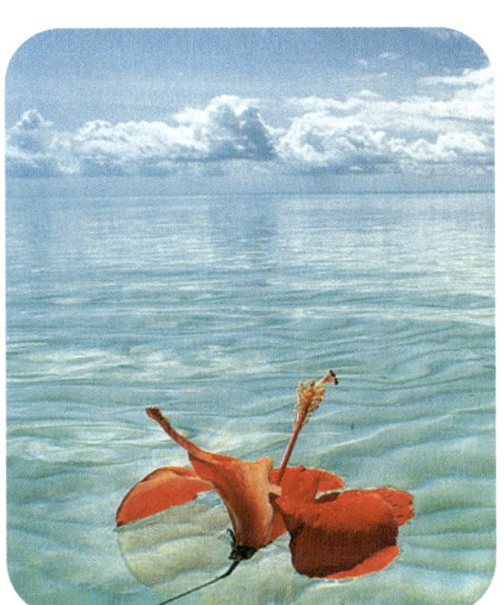

Bilder helfen Ihnen dabei, zur Ruhe zu kommen.

Welle schickt. Das Ausatmen ist die große Welle, das Einatmen die Stille zwischen den Wellen. Sie sammeln Kraft beim Einatmen und schicken eine Welle beim Ausatmen an den Strand. Sie atmen ein ... und wieder aus.

Weiße Luft

Sie liegen ruhig und entspannt auf dem Boden. Nichts lenkt Sie ab. Sie achten nur auf Ihren Atem. Sie atmen durch die Nase ein ... und wieder aus. Die Luft strömt durch die Nase ein ... und strömt langsam wieder aus Ihnen heraus.
Stellen Sie sich vor, Sie atmen weiße Luft ein ... und graue Luft wieder aus. Schöne weiße Luft strömt tief in Sie hinein ... und verbrauchte Luft wieder heraus. Die weiße Luft bringt Energie ... und die graue nimmt alles Überflüssige wieder mit. Gute Ideen kommen mit der weißen Luft ... und dunkle Gedanken gehen mit der grauen Luft aus Ihnen heraus. Sie atmen ein ... und der Ärger fließt beim Ausatmen aus Ihnen heraus. Noch einmal atmen Sie ein ... und den Ärger atmen Sie weg. Jetzt kommt wieder frische Luft ... und auch noch das letzte Restchen Ärger ist wie weggeblasen.

EXTRA

Gegen die Angst atmen

Leiden Sie manchmal unter Panikattacken und Angstzuständen? Dann ist gezieltes Durchatmen für Sie besonders wichtig. Je besser Sie Ihre Atmung kontrollieren können, desto leichter werden Sie mit einer beängstigenden Situation fertig. Atmen Sie ein paar Mal langsam und tief in den Bauch hinein! Das können Sie jederzeit und überall machen, und es wirkt sofort. Die Bauchatmung harmonisiert Körper und Geist. Innere Anspannung, Nervosität und Unruhe lassen sofort nach. Sie fühlen sich stärker und gelassener. Mit diesem Bewusstsein wird mit der Zeit der Zeitraum, in dem Panik aufkommen kann, immer kürzer.

Stottern durch falsches Atmen: Stimme und Sprechen gehören physisch zum Vorgang des Ausatmens. Die meisten Menschen können problemlos beim Reden normal weiteratmen. Ein Teil des Stotterns wird dadurch hervorgerufen, dass der Stotterer beim Einatmen Laute formen will.

Während der Chi-Maxx-Massage sollten Sie keine gezielten Atemübungen machen. Die Konzentration auf die Atmung stört das freie Schwingen des Körpers. Die Atemübungen sind aber eine gute Vorbereitung und ein ebenso guter Abschluss nach der Massage – und sie können Ihnen jederzeit helfen.

Eine Feder fliegen lassen

Mit dieser Übung können Sie üben, Ihre Atemintensität und das Atemvolumen gezielt zu verändern. Beschleunigtes Atmen erhöht das Aktivitätsniveau, wenn Sie dagegen bewusst langsamer atmen, senken Sie Ihre Pulsfrequenz und werden so ruhiger. Probieren Sie aus, wie Sie Ihr Befinden nur durch die Art und Weise des Atmens beeinflussen können.

Legen Sie sich bequem und locker auf den Boden, und konzentrieren Sie sich auf sich selbst und auf Ihren Atem. Ihr Atem geht ganz ruhig und gleichmäßig. Sie atmen ein ... und wieder aus. Ganz ruhig ein ... und wieder aus.

Stellen Sie sich eine Feder vor, die über Ihrem Kopf in der Luft schwebt. Beim Ausatmen wird sie sanft nach oben getrieben, beim Einatmen sinkt sie leicht herunter. Sie atmen ein ... und die Luft kommt wieder aus Ihnen heraus. Sie atmen ruhig und gleichmäßig, die Feder sinkt beim Einatmen ab ... beim Ausatmen steigt sie wieder hoch.

Dann atmen Sie etwas kräftiger. Stellen Sie sich vor, dass die Feder mit dem Ausatmen etwas höher in die Luft steigt, weil Ihr Atemstrom kräftiger ist. Sie atmen ein ... und wieder aus, und dabei steigt die Feder wieder ein gutes Stück in die Höhe. Noch einmal tief ein, die Feder sinkt ... und kräftig wieder aus, damit sie wieder höher steigt.

Danach atmen Sie wieder weniger kräftig. Die Feder sinkt langsam weiter herab, weil sie durch den schwächeren Luftstrom nicht mehr so weit hochgetrieben wird. Die Luft strömt in Sie hinein ... und wieder langsam aus Ihnen heraus. Die Feder sinkt langsam immer weiter. Ruhig atmen Sie ein ... und ganz ruhig verlässt Sie der Atem wieder. Die Feder schwebt sanft über Ihnen.

Kraft tanken

Sich auf sich selbst konzentrieren, im Trubel des Alltags zwischendurch zur Ruhe kommen und Kraft tanken können Sie auch mit dieser kleinen Atemübung.

Stellen Sie sich breitbeinig mit ganz leicht abgewinkelten Knien auf einen festen Untergrund. Sie stehen sicher und fest, die Arme hängen entspannt nach unten, und Sie schließen die Augen.

Stellen Sie sich vor, Sie sind ein Baum, stark verwurzelt mit der Erde. Die ganze Erde gibt Ihnen Halt und stützt Sie ab.

Bei jedem Atemzug, den Sie aufnehmen, tanken Sie Energie. Stellen Sie sich vor, wie die Energie über die Erde in Sie fließt.

Beim Ausatmen drückt sich Ihr ganzes Gewicht auf die Erde, und Sie stehen ganz fest und ganz sicher. Nichts kann Sie erschüttern oder umwerfen, denn Sie sind ganz fest mit der Erde verbunden.

Sie bekommen bei jedem Atemzug Energie ... und beim Ausatmen sind Sie desto sicherer auf der Erde. Sie tanken beim Einatmen Kraft ... und das Ausatmen garantiert, dass Sie sicher und unverrückbar stehen.

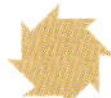

Atempumpe

Auch die Atempumpe ist eine gute Entspannungs- und Konzentrationsübung, die zwischendurch in einer ruhigen Ecke im Sitzen oder Liegen mit geschlossenen Augen durchgeführt werden kann.
Stellen Sie sich vor, dass Sie mit Ihrem Atem einen großen Luftballon aufblasen. Die Luft strömt tief in Sie hinein ... und alle Luft, die Sie ausatmen, fließt in diesen Ballon. Der Ballon wird bei jedem Atemzug ein bisschen größer. Langsam, ganz langsam und ohne Eile pusten Sie Ihren Ballon auf. Der Atem kommt, fließt tief in Sie hinein ... und Sie atmen alle Luft in den großen Ballon. Langsam füllt er sich mit Luft.
Stellen Sie sich Ihren Ballon in einer Farbe vor. Ist er rot? Oder orange mit gelben und grünen Punkten?
Langsam aber stetig wird er immer größer. Sie brauchen sich gar nicht anzustrengen, bei jedem Atemzug, der Sie wieder verlässt, wird der Ballon ein kleines bisschen größer. Sie atmen ganz ruhig ein ... und wieder aus. Langsam wird der Ballon voll, und wenn er ganz prall ist, dann knoten Sie ihn zu und lassen ihn fliegen.
Sie atmen ruhig und langsam weiter, während Sie Ihrem Ballon nachschauen. Er fliegt hoch in den Himmel, wird klein und immer kleiner, bis er nur noch ein kleiner Punkt ist. Schließlich ist er verschwunden.

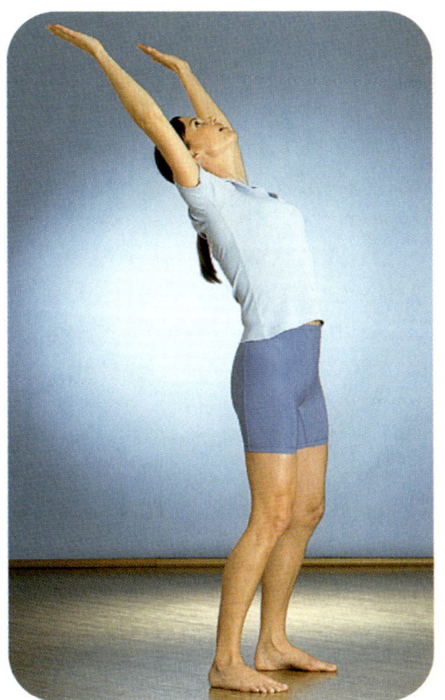

Die Verbindung von Atmen und Bewegung entspannt besonders wirkungsvoll.

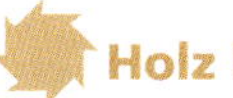

Holz hacken

Bei diese Entspannungsübung wird die Atemtätigkeit mit Hilfe von weit ausladenden Armbewegungen gesteuert.
Durch die Bewegung entledigen Sie sich aller Dinge, die Sie belasten.

Besonders wirkungsvoll sind Atemübungen an der frischen Luft. Wir können dort so richtig Sauerstoff tanken. Nutzen Sie einen Spaziergang für Ihre Atemübungen, oder führen Sie sie regelmäßig auf dem Balkon oder im Garten durch.

Wir atmen fast alle zu flach und zu schnell, wenn wir uns nicht auf die Atmung konzentrieren. Dafür gibt es verschiedene Ursachen: Bewegungsmangel, eine krumme Haltung, die den Bauchraum einklemmt … Häufiges bewusstes Atmen hilft Ihnen, Ihren Atem zu befreien und häufiger richtig durchzuatmen.

Sie stehen in einem sicheren Stand, die Beine etwa hüftbreit auseinander, und strecken beide Arme über Ihren Kopf. Dann lassen Sie den Oberkörper nach vorn fallen und schwingen mit den Armen weit nach hinten.
Das Schwingen nach vorn begleiten Sie mit einem deutlichen »Ha«.
Bei diesem »Ha«-Laut wird ausgeatmet. Beim anschließenden erneuten Anheben der Arme atmen Sie wieder tief ein.
Stellen Sie sich vor, Sie hacken Holz und räumen so alles aus dem Weg, was Sie stört oder blockiert.
Wiederholen Sie diese Übung fünf bis zehn Mal.
Am Ende des Holzhacken schütteln Sie die Arme aus, atmen tief durch und fühlen sich leicht und entspannt.

Blockaden wegbrummen

Für diese Übung können Sie sich bequem auf den Rücken legen, sie kann aber auch im Sitzen durchgeführt werden.
Sie liegen oder sitzen in einer bequemen Stellung und atmen ruhig und gleichmäßig.
Sie atmen tief durch die Nase ein … und lassen den Atem langsam wieder aus sich herausströmen.
Tief atmen Sie ein … und lassen den Atem wieder heraus.
Konzentrieren Sie sich auf Ihren Atem, atmen Sie ganz normal, tief in den Bauch ein … und die verbrauchte Luft langsam wieder aus. Und noch ein Mal: Tief einatmen … und ganz langsam wieder ausatmen.

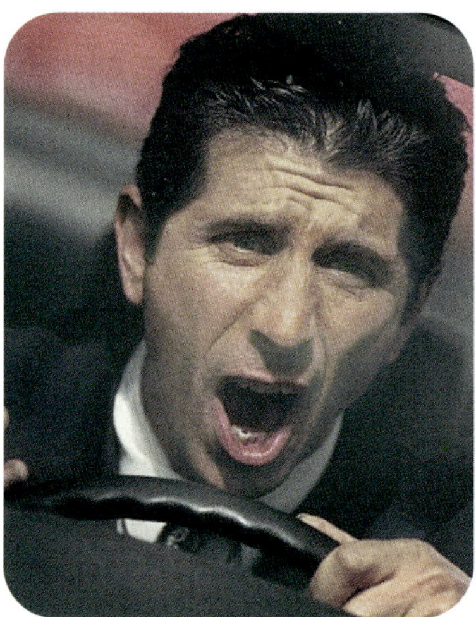

Hektik und Stress, auch im Straßenverkehr, prägen unseren Tagesablauf.

Beim Ausatmen brummen Sie nun leise »hummmm« oder machen ein anderes Geräusch, das sich ohne Anstrengung produzieren lässt. Das Einatmen geschieht still. Während Sie ausatmen, kommt aber wieder dieses leise »Hummmm«. Sobald alle Luft ausgeatmet ist, hört der Ton wieder auf.
Mit diesem Brummen vertreiben Sie Ängste und Sorgen, brummen sozusagen die Blockaden und negativen Gedanken weg. Die Konzentration auf diese regelmäßige, eintönige Tonfolge erleichtert Sie, und nach einer Weile fühlen Sie sich erfrischt und entspannt.

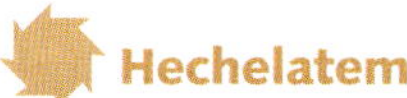

Hechelatem

Tiefes, gleichmäßiges Atmen hilft durch direkte Auswirkungen auf das vegetative Nervensystem zu entspannen. Schnelles, hechelndes Atmen dagegen stimuliert und setzt Energie frei.
Um sich nach einer entspannenden Massage mit dem ChiMaxx wieder zu aktivieren, können Sie zwei bis drei Minuten lang den Hechelatem üben.
Dadurch wird der Kreislauf angeregt und das Energieniveau gesteigert.
Sie liegen zunächst ruhig und entspannt auf dem Boden. Spüren Sie, wie die Luft in Sie hinein und wieder aus Ihnen heraus strömt. Nach ein paar Atemzügen atmen Sie ein bisschen schneller und nicht mehr so tief. Der Atem gelangt nun nicht mehr tief in den Bauch, sondern wird quasi aus der Brust wieder weggeblasen.
Denken Sie daran, wie ein Hund an einem heißen Tag hechelt, um sich zu kühlen. So etwa geht Ihr Hechelatem, aber nicht zu schnell. Atmen Sie höchsten zwei Minuten hechelnd, dann atmen Sie wieder tief ein und ruhig weiter.
Zum Schluss dieser Übung halten Sie kurz den Atem an und versuchen, die Atemluft in sich zusammenzudrücken. Sie pressen fest, um die Luft möglichst klein zu machen – dann atmen Sie ganz tief aus.

Langsam und schnell

Körperliche Bewegung und Atmung gehen Hand in Hand. Wenn Sie hektisch und aufgedreht sind, können Sie durch Absenken der Atemfrequenz auch das Aktivitätsniveau senken und sich beruhigen.
Wollen Sie sich hingegen ein bisschen aufputschen, weil Sie sich schlapp fühlen, erhöhen Sie einfach die Atemfrequenz.
Der Zusammenhang wird durch eine kleine Übung deutlich:
Gehen Sie gemächlich durch den Raum. Bei einem Schritt atmen Sie ein, beim nächsten aus.
Stellen Sie sich nun vor, dass Sie etwas vergessen haben.
Sie müssen schnell nach Hause zurück und wichtige Unterlagen holen.
Gehen Sie mit kleinen, schnellen Schritten, und denken Sie daran: einen Schritt einatmen, den nächsten ausatmen.
Sie haben es eilig und gehen in schnellen Schritten. Endlich, da sind die wichtigen Unterlagen.
Sie sind nun beruhigt und gehen weiter mit großen, langsamen Schritten.
Bei einem Schritt atmen Sie tief ein und beim nächsten wieder gründlich aus.
Ihre Schritte werden immer langsamer, Sie atmen ruhig und gleichmäßig.
Sie haben Ihr Ziel erreicht und sind trotzdem ganz entspannt und gelassen.

Fehlende Ausdauer beim Laufen, Radfahren oder Schwimmen hat nicht nur mit untrainierten Muskeln, sondern häufig auch mit schlechter Atemtechnik zu tun. Deshalb sollte man sich beim Sport auch nur so weit anstrengen, dass man bei der Ausübung noch Reden kann. Dann kommt auch das Atmen nicht zu kurz.

Muskelentspannung

Bei Überforderung neigen wir dazu, zu »verkrampfen«. Eine gezielte Entspannung der verhärteten Muskelgruppen trägt entscheidend dazu bei, lockerer zu werden.

Übungen zur Muskelentspannung sind die klassische Form der Entspannung. Diese Methode vermittelt mehr Körpergefühl, sie erhöht die Wahrnehmungsfähigkeit und die Akzeptanz dem eigenen Körper gegenüber.
Am Anfang stehen einfache Lockerungsübungen, die das Augenmerk auf verschiedene Körperteile lenken und Bewegungsabläufe bewusster machen.
Durch die bewusste starke Anspannung verschiedener Muskelgruppen und die darauf folgende Entspannung, die so genannte Tiefmuskelentspannung (→ Seite 55) oder progressive Muskelentspannung, erfahren Sie noch deutlicher den Unterschied zwischen entspannten und angespannten bzw. verspannten Muskeln.
Zum einen bringt dieses »Kontrastprogramm« ein wohliges Gefühl von Wärme und Gelöstheit mit sich.
Zum anderen wird Ihnen mit der Zeit auch ohne Anspannungsphase bewusst, welche Muskeln bei Ihnen angespannt oder gar verhärtet sind.

Nicht nur den Körper entkrampfen

Stress und körperliche Verspannung stehen in enger Beziehung zueinander. Grundsätzliches Ziel der Muskelentspannung ist, dass Sie in einer Belastungssituation gezielt Verspannungen lösen können. Voraussetzung dafür ist, sich auf den eigenen Körper zu konzentrieren.
Dazu machen Sie sich mit einfachen Übungen mit den verschiedenen Muskelgruppen ihres Körpers vertraut und nehmen bewusst den Unterschied zwischen Anspannungs- und Entspannungszustand wahr.
Die nachfolgenden Übungen werden sollten Sie am besten in reizarmer Umgebung (→ Seite 66) ausführen.
Geübte können die Muskelentspannungsübungen auch im Sitzen und anderen Umgebungen machen.
Am Schluss der Übungen sollte immer eine kurze Aktivierungsphase mit kräftigem, tiefem Durchatmen und Ausschütteln der Arme und Beine stehen, damit Ihr Kreislauf wieder in Schwung kommt.
Wenn weitere Entspannungsübungen oder eine entspannende Chi-Maxx-Massage folgen, kann diese Aktivierungsphase entfallen. Sie sollte dann ans Ende der gesamten Entspannungssitzung verschoben werden.

Wirbelsäulenentspannung

Strecken Sie die Hände in die Höhe und recken sich hoch. Die Füße bleiben auf dem Boden, stellen Sie sich nicht auf den Zehenspitzen. Versuchen Sie, sich

so weit wie möglich zu strecken. Greifen Sie zuerst mit der einen, dann mit der anderen Hand immer noch ein Stückchen höher. Kopf und Hals bleiben dabei in einer aufrechten Haltung. Strecken Sie ganz bewusst die Wirbelsäule.

EXTRA

Grundstellung für alle Übungen

Sie stehen mit beiden Füssen fest auf dem Boden, das Gewicht gleichmäßig auf beide Füße verteilt, Knie leicht gebeugt, die Füße etwa hüftbreit auseinander.

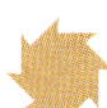

Schulterentspannung

Die Arme hängen locker am Körper herunter. Schieben Sie nun beide Schultern ganz langsam nach oben – so weit wie möglich. Sind die Schultern am höchsten Punkt angelangt, werden sie ein paar Atemzüge lang dort gehalten. Dann sinken die Schultern ganz langsam wieder hinunter. Danach schieben Sie Ihre Schultern ganz langsam nach hinten, Stückchen für Stückchen. Ziehen Sie die Schulterblätter richtig fest zusammen. An der hintersten Position werden die Schultern ein paar Atemzüge lang gehalten, dann wandern sie wieder in die Ausgangsstellung. Anschließend schieben Sie die Schultern nach vorn, versuchen sie vor der Brust zusammenzupressen und halten sie in der vordersten Stellung ein paar Atemzüge lang. Schließlich wandern die Schultern wieder zurück in die Ausgangsstellung.

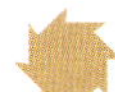

Gesichtsentspannung

Fassen Sie sich mit Daumen und Fingerspitzen an den Ohren und massieren den Rand Ihrer Ohren langsam und vorsichtig in kreisenden Bewegungen von oben nach unten. Dann legen Sie die Fingerkuppen an den Haaransatz und massieren langsam in kleinen, kreisenden Bewegungen die Stirn und schließlich nach und nach das ganze Gesicht. Bei dieser Massage sollten Sie die Augen geschlossen halten und sich ganz auf die Bewegung konzentrieren.

Entspannung der Beine

Stützen Sie Ihre Hände seitlich in die Hüften, und gehen Sie langsam in die Hocke. Der Rücken bleibt dabei gerade, der Oberkörper wird leicht nach vorn gebeugt. Atmen Sie ruhig weiter. Bleiben Sie wenige Atemzüge in der Hocke, und richten Sie sich dann ganz langsam wieder auf. Immer bleiben die Hände an den Seiten, der Rücken gerade, der Oberkörper hält, leicht nach vorn geneigt, die Balance. Wiederholen Sie diese Übung maximal fünf Mal.

Wichtig:
Sie müssen bei allen Übungen normal und tief weiteratmen! Nur so kann sich die Entspannung wirklich in Ihrem Körper ausbreiten.

Tiefmuskelentspannung

Die Tiefmuskelentspannung oder progressive Muskelentspannung nach dem Physiologen E. Jacobson ist ein Verfahren, das darauf basiert, einzelne Muskelgruppen von der Stirn über Nacken, Arme, Körper und Beine systematisch erst bewusst anzuspannen und dann wieder zu entspannen. Nach einiger Zeit nehmen Sie während des normalen Tagesablaufs wahr, dass in manchen Situationen Muskelgruppen unnötigerweise angespannt sind. Oft geschieht das in Stresssituationen. Durch die bewusste Muskelanspannung und die darauf folgende tiefe Entspannung der Muskelpartie finden Sie rasch in einen Entspannungszustand

Strengen Sie sich bei allen Übungen an, aber überanstrengen Sie sich nicht! Sie sollten eine klare Veränderung Ihrer Körperwahrnehmung spüren – mehr nicht.

Die Übungen

Führen Sie die folgenden Übungen bequem auf den Boden liegend aus. Die Beine sind leicht gespreizt, die Hände liegen neben dem Körper. Die einzelnen Übungen werden bis zu sechsmal wiederholt.

Wichtig dabei ist: Mindestens drei Sekunden die maximale Anspannung halten, mindestens zehn Sekunden wieder entspannen lassen, damit die Reaktionen wie Wärme, Schwere usw. wahrgenommen werden können. Die Muskeln sollen dabei aber nicht so stark angespannt werden, dass Schmerzgefühle entstehen. Wichtig ist nur, die Muskeln bewusst anzuspannen. Werden sie zu stark belastet, besteht die Gefahr eines Muskelkrampfs.

Entspannung der Hände und Arme

Sie liegen bequem auf dem Boden. Ballen Sie die rechte Hand zu einer Faust.
Bleiben Sie ansonsten ganz locker, atmen Sie ruhig und gleichmäßig, nur die Finger der rechten Hand liegen ganz eng aneinander. Drücken Sie die Faust fest zusammen. Spüren Sie, wie die Anspannung in der Hand und im Unterarm immer stärker wird. Sie drücken die Faust ganz fest zusammen – aber nur die Faust!
Die Schultern, der Oberkörper, die Kiefer, alles andere bleibt entspannt.
Drücken Sie mit aller Kraft ...
und lassen Sie dann plötzlich los.
Die Faust öffnet sich langsam, die Finger strecken sich.
Die anstrengende Anspannung weicht einer wohligen Entspannung.
Sie spüren, wie die Hand und der Unterarm warm werden.
Nun ballen Sie die linke Hand zur Faust und spannen sie an.
Sie atmen dabei ruhig weiter und spüren, wie die linke Faust und der Unterarm hart wird. Sie spannen die Faust mit aller Macht an ... und entspannen sie wieder.
Als nächstes ballen Sie beide Hände gleichzeitig zur Faust und

drücken sie fest zusammen. Sie spannen sie so stark es geht an, aber nicht so stark, dass es weh tut.
Sie spüren wie die Fäuste und die Unterarme hart sind. Sie halten die Spannung ... und lassen wieder los.
Langsam strecken Sie die Finger aus und spüren, wie locker und entspannt sie sind. Ihre Hände und Unterarme sind warm und locker.
Heben Sie jetzt beide Unterarme an, und legen Sie Ihre Hände auf die Schultern.
Die linke Hand berührt die linke Schulter, die rechte Hand berührt die rechte Schulter. Die Oberarme bleiben auf dem Boden liegen.
Sie spannen nur die Muskeln in den Oberarmen an. Sie atmen ganz normal weiter, nur die Muskeln in den Oberarmen werden hart. Sie spüren die Anspannung ... und lassen wieder los.
Legen Sie die Hände wieder flach auf den Boden, und achten Sie darauf, wie die Oberarme warm werden. Wiederholen Sie die Übung noch ein Mal.
Die Arme liegen jetzt locker neben dem Körper. Strecken Sie die Arme lang aus, und legen Sie die Handrücken auf den Boden.
Jetzt drücken Sie die Hände fest gegen den Boden. Drücken Sie ganz fest, und spüren Sie die Anspannung in den Händen und in den Armen.
Sie drücken so fest wie möglich ... und lassen wieder los. Die Hände, die Unterarme und die Oberarme entspannen sich und werden angenehm warm.
Auch diese Übung wird wiederholt.
Drehen Sie Ihre Hände wieder um, sodass die Handflächen auf dem Boden liegen und die Handrücken nach oben zeigen. Sie spüren eine angenehme Wärme von den Händen hoch bis zu den Schultern.

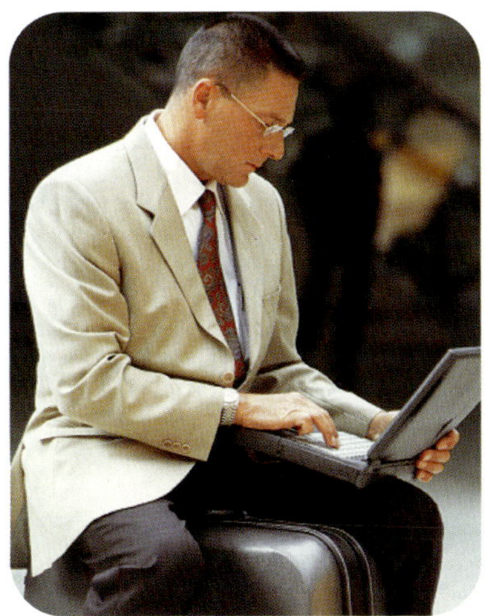

Bei leichten Tätigkeiten kommt es zu Muskelverspannungen.

Verspannte Muskulatur kann zu Schäden an Gelenken und Wirbelsäule führen! Beugen Sie vor!

Zum Abschluss strecken Sie beide Arme hoch in die Luft und schütteln die Hände ausgiebig. Winkeln Sie die Ellbogen ab, und lassen Sie die Hände locker herunterfallen – und strecken ruckartig die Ellbogen wieder und werfen die Hände in die Höhe.

Verspannungen im Gesicht machen auf Dauer Falten. Beugen Sie durch regelmäßige Übung vor, und achten Sie auch im Alltag gelegentlich darauf, wie oft und wie sehr Sie Ihr Gesicht verziehen. Sanfte Gesichtsmassagen können hier wunderbar helfen.

Entspannung von Gesicht und Schultern

Sie liegen bequem auf dem Rücken. Ziehen Sie Ihre Augenbrauen so weit wie möglich hoch, und runzeln Sie die Stirn. Die Haut spannt sich, Sie halten die Spannung in den Augenbrauen ... und lassen wieder locker. Ihre Stirn ist wieder schön glatt, die Kopfhaut entspannt sich und wird warm.

Nun schließen Sie die Augen und kneifen sie ganz fest zu. Nicht so fest, dass es weh tut, aber trotzdem ganz kräftig ... und lassen dann wieder locker. Die Augen bleiben leicht geschlossen, die Augenlider entspannen sich.

Jetzt konzentrieren Sie sich auf die Kiefermuskeln und beißen die Zähne zusammen. Pressen Sie die Backenzähne aufeinander, dass sich die Muskeln in den Kiefern fest anspannen ... und wieder loslassen. Sie spüren, wie Ihr Kiefer sich leicht und angenehm bewegen lässt. Nun zu den Lippen. Drücken Sie die Lippen zusammen, ganz fest. Pressen Sie sie aufeinander, dass sie ganz schmal werden. Halten Sie die Spannung ... und lassen Sie wieder los. Sie spüren die Entspannung im ganzen Gesicht. Alles fühlt sich warm und locker an.

Nun atmen Sie einige Male ruhig durch und ziehen dann langsam die rechte Schulter hoch. Der Arm bleibt gerade, nur die Schulter kommt hoch bis neben die Wange. Drücken Sie die Schulter richtig fest hoch. Halten Sie die Spannung ... und lassen Sie die Schulter langsam wieder sinken, bis sie wieder in der bequemen Ausgangsstellung liegt.

Nun ist die linke Schulter an der Reihe. Ziehen Sie die linke Schulter hoch mit viel Kraft. Halten die Spannung kurz ... und lassen Sie sie wieder sinken.

Anschließend beide Schultern: Ziehen Sie sie so weit hoch, wie es geht. Spannen Sie die Muskeln an ... und entspannen sie wieder. Schieben Sie die Schultern wieder in die bequeme Ausgangslage zurück.

Dann drücken Sie beide Schultern gegen den Boden. Atmen Sie gleichmäßig und ruhig, nur die beiden Schultern drückt ihr mit viel Kraft nach hinten gegen den Boden ... und lassen wieder locker.

Nun drücken Sie beide Schultern nach vorn, so weit wie möglich. Die Rückenpartie strafft sich, die Schultermuskeln sind angespannt ... und werden wieder entspannt. Locker liegen die Schultern auf dem Boden.

Zum Schluss strecken Sie beide Arme hoch in die Luft und schütteln die Hände ausgiebig. Winkeln Sie die Ellbogen ab und lassen Sie die Hände locker herunterfallen – und strecken ruckartig die Ellbogen wieder und lassen die Hände in die Höhe schnellen.

EXTRA

Alle Entspannungstechniken auf einen Blick

Technik/ Art der Übungen	Was wird gemacht	Ziel
Atementspannung/ sensorisch	Durch bewusstes, kontrolliertes Atmen den Pulsschlag regulieren	Rasche Beruhigung des Körpers in stressigen und unangenehmen Situationen
Muskelentspannung/ sensorisch	Durch Muskelübungen körperliche Verkrampfungen lösen	Erhöhung der Wahrnehmungsfähigkeit und der Akzeptanz für den eigenen Körper
Tiefmuskelentspannung/ sensorisch	Durch bewussten Spannungsaufbau im Muskel den Grad der Verspannung erkennen und lösen	Schnelle Entspannung durch bewusste Muskel übungen in Stresssituationen
Traumreisen/ imaginativ	Durch Vorstellungskraft Phantasielandschaften bereisen	Überwindung von mentalen Hindernissen und Steigerung der Selbstheilungskräfte
Autogenes Training/ kognitiv	Durch die eigene Vorstellungskraft (Autosuggestion) die Anspannung von Körper und Geist überwinden	Gesteigertes Selbstbewusstsein und Selbstvertrauen durch größere Selbstkontrolle
Yoga/ sensorisch/kognitiv	Durch meditative Bewegungsübungen die Zusammenarbeit von Körper, Geist und Seele harmonisieren	Schärfung der Körperwahrnehmung und geistige Frische und Klarheit

Wählen Sie die Entspannungstechnik, die Sie auf Anhieb anspricht. Eine Entscheidung »aus dem Bauch heraus« ist sicher die richtige! Wofür Sie sich auch entscheiden – wichtig ist die regelmäßige Entspannung. Nur sie hilft Ihnen wirklich!

Zum Erlernen einer Entspannungsmethode brauchen Sie Geduld. Rechnen Sie nicht mit schnellen Erfolgen, dann werden Sie nicht enttäuscht. Ein bis drei Monate dauert es in der Regel, bis Sie eine gewählte Entspannungstechnik gut beherrschen.

Entspannung von Bauch und Rücken

Sie liegen bequem auf dem Rücken und atmen ruhig. Atmen Sie jetzt ein Mal, so tief Sie können, ein, und halten Sie dann die Luft an.
Spüren Sie, wie die Luft in der Brust drückt. Nun lassen Sie die Luft langsam wieder entweichen. Die Brust entspannt sich, und Sie atmen normal weiter. Bauch und Brust lassen sich jetzt leichter bewegen und fühlen sich wärmer an.
Nun noch einmal ganz tief einatmen, so tief, dass kein bisschen Luft mehr in Ihnen Platz hat. Halten Sie die Luft einen Augenblick lang an. Alles spannt. Jetzt lassen Sie wieder los, und die Luft entweicht von ganz allein.
Atmen Sie normal weiter. Sie spüren, dass Bauch und Brust weich und entspannt sind. Das Atmen geht leicht, Sie atmen ganz ruhig.
Als nächstes ziehen Sie Ihren Bauch ein. Sie machen sich ganz dünn und ziehen den Bauch ein, so stark es geht ... und lassen ihn wieder heraus.
Noch einmal ziehen Sie den Bauch ganz stark ein, machen sich so dünn wie möglich... und lassen den Bauch wieder locker herausschnellen.
Dann drücken Sie den Bauch heraus, so weit es geht. Nur der Bauch wird herausgedrückt, bis er ganz dick ist ... und dann lassen Sie ihn wieder schrumpfen. Atmen Sie tief aus.
Noch einmal drücken Sie den Bauch heraus ... jetzt darf er wieder zurückfallen und werden, wie er sonst immer ist. Sie spüren, wie entspannt die Bauchdecke jetzt ist.
Atmen Sie ein paar Mal ruhig durch, genießen Sie die Entspannung des Bauchs, und drücken Sie dann den Rücken hoch.
Die Beine bleiben dabei gestreckt. Die Schultern stützen Sie auf dem Boden ab, drücken Sie den Rücken so weit wie möglich vom Boden weg, mit viel Kraft ... und lassen ihn wieder auf den Boden sinken.
Noch einmal drücken Sie nur den Rücken vom Boden weg, alles andere bleibt so locker wie möglich. Kräftig drücken ... und wieder loslassen.
Nun sind Ihre Muskel entkrampft, Ihr Atem geht ruhig, der Rücken ist warm und locker, ebenso der Bauch und die Brust. Sie atmen ruhig und entspannt weiter. Wenn Sie möchten, können Sie jetzt ein wenig dösen.
Haben Sie genug geruht, strecken Sie zur Belebung beide Arme hoch in die Luft und schütteln die Hände ausgiebig.
Winkeln Sie die Ellbogen ab, und lassen Sie die Hände locker herunterfallen – und strecken ruckartig die Ellbogen wieder und lassen die Hände in die Höhe schnellen.

Entspannung der Füße und Beine

Sie liegen bequem auf dem Boden und atmen ruhig und gleichmäßig. Strecken Sie jetzt die Beine und Füße, machen Sie sie richtig lang, so lang es geht.
Spannen Sie die Muskeln im Po und in den Beinen fest an, strecken Sie die Zehen, so weit es geht ... und lassen wieder los.
Noch einmal strecken Sie Beine und Füße bis zu den Zehen... und lassen die Anspannung wieder los. Sie spüren, wie die Beine und Füße locker sind. Alles entspannt sich, die Füße, die Waden, die Oberschenkel, der Po.
Nun winkeln Sie die Knie an, sodass die Fußsohlen auf dem Boden stehen. Heben Sie jetzt die Füße an den Fersen an. Die Zehen bleiben auf dem Boden, und Sie drücken die Fersen ganz fest hoch, so hoch es geht ... und lassen wieder los. Die Fußsohlen stehen wieder ganz auf dem Boden.
Jetzt heben Sie noch einmal die Fersen an, drücken sie richtig fest hoch, so hoch es geht, ohne dass es weh tut ... und lassen wieder locker, setzen die Fußsohlen wieder auf den Boden.
Jetzt machen Sie es umgekehrt. Die Fersen bleiben auf dem Boden, und Sie strecken die Zehen so weit wie möglich nach oben. Der ganze Fuß richtet sich auf, nur die Ferse hinten bleibt auf dem Boden. Drücken Sie die Zehen ganz weit nach oben ... und lassen Sie sie wieder herunter. Die Füße stehen wieder auf dem Boden.
Und dann noch einmal. Die Fersen bleiben auf dem Boden, die Zehen und den Fuß drücken Sie so hoch wie möglich in die Luft, ganz hoch ... und wieder loslassen. Stellen Sie die Füße wieder bequem auf den Boden.
Sie spüren eine warme und schöne Entspannung in den Füßen und Beinen. Die Zehen sind entspannt, die Füße sind entspannt, die Waden und Oberschenkel, auch der Po, alles ist warm und locker.
Die Beine sind noch angewinkelt, die Füße stehen bequem auf dem Boden. Zum Schluss wackeln Sie mit den Knien hin und her und schütteln so die Ober- und Unterschenkel. Strecken Sie mit einem Ruck die Beine aus, und ziehen Sie sie wieder an.

EXTRA

Muskelentspannung ist eine ideale Vorbereitung für die ChiMaxx-Massage. Besonders gut geeignet ist diese Form der Entspannung nach einem körperlich belastenden Arbeitstag oder einer langen sportlichen Anstrengung.

Die Abhandlung über das Prinzip der progressiven Muskelentspannung veröffentlichte der amerikanische Arzt Edmund Jacobson bereits 1939. Seine Entdeckungen führten zur Entwicklung einer ganzen Reihe von Techniken zur Entspannung.

Entspannende Bilder und Traumreisen

Traumreisen gehören zu dem weiten Feld der »Imaginationstechniken«. Imagination leitet sich ab vom lateinischen imago = Bild oder imaginare = vorstellen.

Das ursprüngliche Anwendungsgebiet der Visualisierung ist die Steigerung der körperlichen Selbstheilungskräfte durch Vorstellungsbilder. Positive Bilder helfen, einen körperlichen Heilungsprozess zu beschleunigen.

Doch das Anwendungsgebiet für Traumreisen und Vorstellungsbilder ist viel größer. Sie können nicht nur als medizinische Begleittherapie, sondern vielmehr als eine gezielte Hilfe für das Herbeiführen einer gewünschten, positiven Stimmung eingesetzt werden.

Allein durch die Kraft der Vorstellung überwinden Sie gedanklich Hindernisse, erreichen Ziele. Ihre Selbstwahrnehmung und Lebensqualität insgesamt werden gefördert.

Mit Hilfe des Vorstellungsvermögens können Probleme wie irrationale Ängste, Übersensibilität, Hyperaktivität und Konzentrationsschwäche gelöst werden.

Dabei steht im Vordergrund, die eigenen Erfahrungen zu überdenken und sich die eigenen Reaktionen besser bewusst zu machen.

Auch zur Entspannung, zum Lösen von Blockaden und zur Steigerung der Motivation sind Fantasiereisen und Vorstellungsbilder hilfreich.

Die folgenden Beispiele helfen bei Entspannung, Stress- und Problembewältigung, schaffen Distanz und ermöglichen so eine ruhigere, neutrale Betrachtungsweise.

Nach den Mustern aus diesem Buch können Sie auch eigene Traumreisen und Vorstellungsbilder entwickeln.

EXTRA

Schneller entspannen

Während der Massage mit dem ChiMaxx finden Sie schneller und effektiver zu Entspannung und Wohlbefinden, wenn Sie sich gleichzeitig auf eine gedankliche Reise begeben, die positive Gefühle weckt und stärkende Erlebnisse in Erinnerung ruft.

Der Traumgarten

Stellen Sie sich vor, dass Sie einen eigenen, großen Garten besitzen. Es ist ein Garten, der nur für Sie da ist und den Sie besuchen können, wann immer Sie wollen.

Um diesen Garten herum wächst eine prächtige Hecke. Die Hecke hat ein dunkel leuchtendes Grün, und sie ist sehr hoch. In der Hecke ist ein kleines, weißes Holztor, durch das Sie in den Garten gelangen.

Sie gehen zu dem Tor, öffnen es, treten hindurch und fühlen sich ganz wohl und frei, richtig erleichtert. Alle Ihre Sorgen und

Probleme sind nicht mehr da, sobald Sie durch dieses Tor gegangen sind.

Jetzt stehen Sie auf der Wiese in diesem traumhaft schönen Garten. Es ist warm, die Sonne lacht, das Gras ist saftig grün, und viele bunte Blumen wachsen auf der Wiese.

Sie haben die Schuhe ausgezogen und spüren die warme Erde und die zarten Grashalme an den Füßen.

Ein paar große Bäume stehen in diesem großen Garten. Sie gehen zu diesen Bäumen und schauen sie an.

Es sind große, starke Bäume. Wie gutmütige Riesen stehen sie dort mit ihrer rauen Rinde und werfen ihren Schatten auf die warme Wiese.

Sie legen sich ins Gras in den Schatten eines der Bäume und atmen tief durch. Die Luft ist frisch und strömt sanft in Sie hinein. Sie atmen tief und gleichmäßig, langsam fließt die Luft in Sie hinein ... und kommt von allein wieder heraus.

Die Vögel singen in den Bäumen und hüpfen über Zweige und Äste. Es sind kleine Vögel, vielleicht Meisen oder Spatzen. Und auch ein paar größere. Sie zwitschern fröhlich und ausgelassen, und Sie fühlen sich warm, schwer und sehr wohl.

Ein bunter Schmetterling flattert dicht an Ihnen vorbei und steigt höher und höher. Sie schauen ihm nach, bis er sich in der Ferne verliert. Sie schließen die Augen und sind ganz entspannt.

Nun hören Sie, dass ganz in der Nähe ein Bach durch die Wiese fließt. Das Wasser plätschert und gluckert leise und beruhigend.

Stellen Sie sich Ihren Traumgarten richtig schön vor. Sie wissen jetzt, dass Sie einen Ort haben, an den Sie sich immer zum Träumen und Entspannen zurückziehen können.

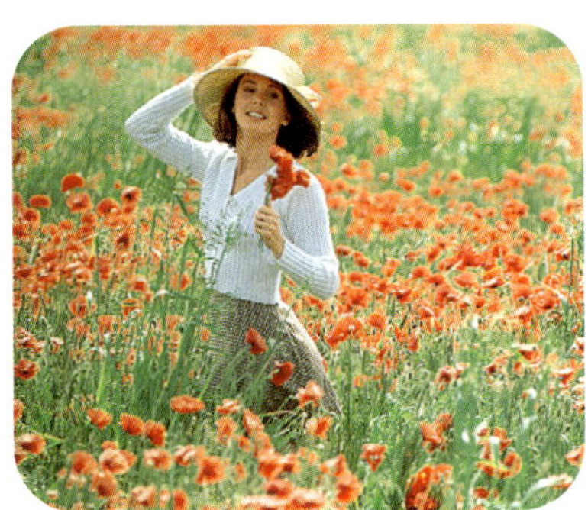

Der Traumgarten ist immer für einen Besuch geöffnet.

Ihr Traumgarten wartet auf Sie. Er ist nur für Sie da, und Sie werden noch viele schöne Stunden in Ihrem Traumgarten haben. Sie müssen einfach hingehen, an der hohen Hecke entlang, durch das kleine, weiße Holztor, und sobald Sie auf der duftenden, warmen Wiese sind, fühlen Sie sich wohl und gut.

Nachdem Sie sich auf der Wiese ausgeruht haben, recken und strecken Sie sich und stehen langsam auf.

Traumreisen gehören zu den ältesten Meditationstechniken der Menschheit. Alle Naturvölker kennen sie. Bei uns bekannt geworden sind vor allem die Reisen in die »Traumzeit« der australischen Ureinwohner, die sich mit dem Entstehen der Erde und der Lebewesen beschäftigen.

Sie gehen zurück zum kleinen Holztor in der großen Hecke, drehen sich noch einmal zu Ihrem Traumgarten um und freuen sich, dass er für Sie da ist. Dann öffnen Sie leise das Tor, gehen hinaus und machen das Tor hinter sich zu.

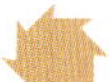

Bach

Stellen Sie sich vor, Sie liegen in Ihrem Traumgarten. Sie sind die hohe Hecke entlang gegangen, durch das kleine, weiße Holztor getreten und fühlen sich frei von Sorgen und Angst.

Sie liegen auf Ihrer Lieblingswiese, die Blumen duften, und die Vögel zwitschern. Sie atmen mit geschlossenen Augen tief ein und langsam wieder aus.

Es ist ein warmer Tag, und Sie liegen entspannt im Gras und fühlen sich warm und behaglich. Sie hören den Bach plätschern, der durch den Garten fließt. Es ist ein kleiner Bach mit schneller Strömung.

Stellen Sie sich vor, dass weit weg in den Bergen die Quelle dieses Bachs liegt. Er entspringt irgendwo zwischen den Felsen. Klar und kalt fließt er als schnelles Rinnsal über die glatte Felswand.Weiter unten kommen von verschiedenen Seiten andere Rinnsale dazu.

Es sind die anderen Quellbäche. Eines dieser Rinnsale besteht sogar aus Wasser, das von einem Gletscher abschmilzt. Langsam

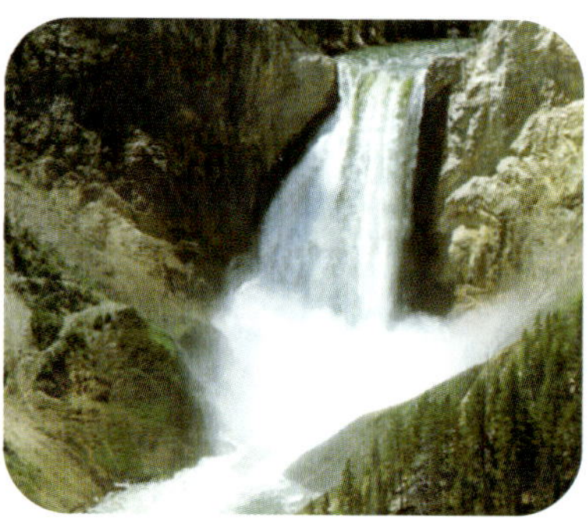

Lassen Sie Ihre Gedanken fließen.

bilden sich in der Sonne am Fuße des Gletschers kleine Pfützen. Durch das Gefälle des Geländes geraten sie schnell in Bewegung. Viele kleine Wasserzungen kommen zusammen und bilden ein neues Rinnsal. Dieses Wasser ist noch kälter als das der anderen Bächlein.

Bald trifft der Gletscher-Bach auf die anderen Quellbäche. Sie fließen ein Stück gemeinsam, dann trennen sie sich wieder.

Manchmal kommt noch ein Bach dazu, andere Rinnsale versickern zwischen Felsspalten.

Schnell fließt das Wasser, sucht sich seinen Weg über Steine und durch einen kleinen Bergwald. Inzwischen ist der Bach ein wenig größer geworden. Wenn er durch Ihren Traumgarten fließt, ist er noch kühl und klar. Er ist ein junges Gewässer, das einen weiten Weg vor sich hat. Beobachten Sie ihn auf seinem Weg. Voller Energie fließt der Bach aus dem Garten hinaus, weiter durch Felder und Wiesen.

Wenn wir im Schlaf träumen, verarbeiten wir unbewusst die Erlebnisse des Tages. Mi einer gezielten Traumreise können Sie jedoch ganz bewusst Ihre Reaktionen steuern.

Er hat sich ein festes Bachbett gegraben. An seinen Ufern steht Schilf.
Noch ist er nicht tief genug, dass man ihn ihm schwimmen kann. Aber es tummeln sich schon viele Pflanzen und Tiere in ihm. Fische, Krebse, Wasserschnecken, sie alle lieben das frische, klare Wasser des Bachs.
Stellen Sie sich den Bach vor, wie er ungestüm durch die Wiesen fließt und alles mitreißt, was leicht ist. Federn, Grashalme, kleine Zweige, alles nimmt er mit auf seine Reise.
Nicht viel später fließt er in einen größeren Bach. Dort, wo der kleine Bach in den großen mündet, verwirbelt das Wasser. Der große Bach ist fast schon ein kleiner Fluss. Sein Wasser fließt deutlich langsamer und ist tiefer als das des kleinen Bachs. Es wirkt grünlich und hat eine ruhige Oberfläche.
Der kleine Fluss plätschert nicht mehr wie ein Bach, und er ist so breit, dass man nicht mehr mit einem großen Satz über ihn springen kann. Er fließt zügig und durchquert mehrere Dörfer. Immer mehr Bäche fließen in den Fluss, und er wird immer breiter und behäbiger.
Sein Bett weitet sich, das Wasser wird tiefer und trüber. Man sieht den Grund des Flussbetts nicht mehr. Lange Wasserpflanzen wuchern dort und strecken sich in seiner sanften Strömung.
Große Fische tummeln sich im Wasser, das hell und klar ist, wenn es in seinem Flussbett aus Steinen fließt. Nur am Rand, wo Erde weggerissen wird, sieht es trüb aus.Immer breiter und langsamer wird der Fluss. Seine Oberfläche ist glatt, sein Wasser tief. Man kann kaum sehen, dass er fließt, so ruhig gleitet er dahin. Nur wenn etwas auf der Wasseroberfläche schwimmt, sieht man, wie es sanft weggetragen wird. Langsam bewegt sich der Fluss auf das Meer zu, in das alle Flüsse münden. Schließlich mündet der große Fluss ins Meer. Das Meer nimmt den Fluss auf und verwandelt ihn.
Im Rauschen der Meereswellen verbindet sich das Wasser aus unzähligen Flüssen mit den unendlichen Weiten der Ozeane.

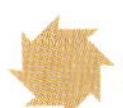

Wolkenflug

Sie liegen in Ihrem Traumgarten auf der Wiese. Als Sie durch das weiße Holztor in der Hecke gegangen sind, haben Sie sich sofort leicht und wohl gefühlt. Jetzt liegen Sie im Gras, spüren die warmen Sonnenstrahlen und blinzeln in den Himmel. Die Zweige und Blätter des Baums, unter den Sie sich gelegt haben, wiegen sich im sanften Wind. Und zwischen den Blättern ist der Himmel zu sehen. Hoch am Himmel ziehen bauschige, weiße Wolken vorüber.

Sie haben wenig Zeit für Urlaub? Gehen Sie öfter mal auf eine erholsame Traumreise! Das erfrischt Körper und Seele und macht Sie fit für den Alltag.

Entspannung bedeutet, sich treiben zu lassen.

Sie können eine besonders schöne Traumreise laut beschreiben und beispielweise auf einer Kassette aufnehmen. Das Abspielen der Kassette kann Ihnen beim Entspannung im Auto oder auf Reisen sehr helfen.

Stellen Sie sich vor, dass Sie auf einer dieser Wolken sitzen. Sie sehen die Welt von weit oben, alles ist ganz klein dort unten. Die Bäume sehen von oben aus wie runde, grüne Blätterdächer. Die Häuser scheinen von hier oben vor allem aus roten Dachflächen zu bestehen.
Langsam zieht die Wolke weiter, auf der Sie sitzen. Nie hätten Sie gedacht, so weit oben zu sitzen, ohne Angst zu haben.
Ein leichter Wind weht, und die Wolke treibt langsam weiter. Sie sehen Flüsse und Dörfer, Wiesen und Wälder.
Hier oben ist alles anders, es ist warm, man hört den Wind leise pfeifen und sonst kaum ein Geräusch. Sie fühlen sich wohl und vermissen nichts.
Dann sehen Sie sich auf der Wolke um und bemerken, dass sie ganz groß ist. Weiter hinten sitzen noch andere Menschen. Sie gehen zu ihnen und erkennen Bekannte, Freunde und Freundinnen. Schauen Sie genau hin, wer sie sind.
Sie gehen zu ihnen und freuen sich, sie zu sehen. Bei jedem einzelnen von ihnen denken Sie: Es ist schön, dass er oder sie auch hier oben ist.
Sie setzen sich zusammen und reden ein wenig miteinander. Doch es gibt nicht viel, worüber man sprechen könnte.
Alles ist harmonisch und ruhig, niemand hat das Bedürfnis, irgendetwas zu erklären. Gemeinsam schauen alle auf die Erde, die weit unten liegt.
Alles dort unten sieht so klein und unwichtig aus. Kein Geräusch dringt herauf. Sie gehen auf der Wolke spazieren und fühlen sich wohl in der Gesellschaft der anderen.
Müde vom Spazierengehen legen Sie sich schließlich auf den Rücken. Die Wolke ist weich. Sie atmen tief und ruhig und schlafen ein.
Nach einer Weile wachen Sie wieder auf. Sie liegen in Ihrem Traumgarten auf der Wiese unter dem Baum. Langsam öffnen Sie die Augen und blinzeln durch die Blätter zum blauen Himmel hoch.
Eine große, weiße Wolke zieht vorüber. Sie recken und strecken sich und fühlen sich sehr gut und voller Energie.

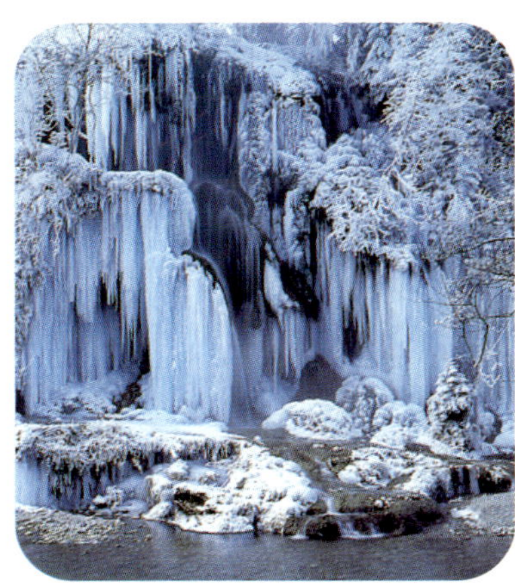

Unsere Lebensenergie bringt das Eis zum Schmelzen.

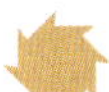

Eisblock schmelzen

Stellen Sie sich vor, Sie sind ganz warm und dick angezogen. Sie haben eine Mütze mit Ohrenklappen auf, tragen eine dicke Jacke, haben warme Handschuhe an den Händen, eine gefütterte Hose und hohe Pelzstiefel. Sie sind rundherum gut eingepackt, und Kälte kann Ihnen nichts anhaben.

Es gibt sehr viele Dinge, an denen Sie sich freuen, aber es gibt auch ein paar unangenehme Dinge und welche, vor denen Sie Angst haben. Stellen Sie sich solch eine Sache vor.

Mit kalten Fingern greift ein äußerst unangenehmes Gefühl nach Ihnen. Schauen Sie nicht weg, stellen Sie sich diesem Gefühl, und lassen Sie es näher kommen, denn Sie sind dick angezogen und nichts kann Ihnen etwas anhaben.

Dieses Gefühl, diese Angst steht jetzt da als kalter, klarer Eisblock. Eben war es noch warm, und Sie fühlten sich viel zu dick angezogen. Doch jetzt sehen Sie diesen klaren, großen Eisblock nicht weit entfernt vor sich. Ihr Atem verwandelt sich in kleine Dampfwölkchen. Es ist kalt, aber Sie atmen ruhig und gelassen weiter. Der Eisblock strahlt Kälte aus, aber das kann Ihnen nichts anhaben. Schauen Sie sich den Eisblock genau an, er ist weiß und ein bisschen blau. Er ist riesig und bringt ringsum alles zum Erstarren.

Doch wenn Sie länger und ganz genau hinschauen bemerken Sie, dass er schon langsam schmilzt. Von oben her beginnt er zu schmelzen und kleiner zu werden. Ein kleines Rinnsal hat sich schon gebildet. Die Oberfläche des Blocks wird glatt und klar, und er wird langsam, ganz langsam immer kleiner.

Dieses unangenehme Gefühl, die eisige Kälte, nimmt langsam immer mehr ab. Die Kälte, die Sie durch Ihre dicke Kleidung gespürt hatten, lässt nach.

Der Eisblock ist schon kleiner geworden, man kann es gut erkennen. Die Kanten werden rund, der ganze Boden ist nass. Der Eisblock schmilzt und schmilzt, wird immer kleiner. Schließlich ist er kaum noch größer als Sie selbst. Bald ist er kleiner als Sie, nun hat er nur noch die Größe eines Fuß-

Tipp für Ungeduldige: Mangelt es Ihnen an eigenen Ideen für die Traumreise, gibt es inzwischen eine breite Auswahl an Kassetten oder CDs mit Entspannungsbildern.

balls. Sie schauen ihn an und lächeln. Langsam wird Ihnen warm, Sie atmen tief und ruhig durch, nehmen die Mütze ab und ziehen die Handschuhe aus.
Der Eisblock ist nur noch so groß wie ein Eiswürfel. Sie nehmen ihn in die Hand, und in Ihrer Hand schmilzt er schnell weiter. Wasser tropft auf den Boden, und nichts ist mehr von ihm übrig.
Sie fühlen sich leicht und gut, keine Kälte ist mehr da, nichts Beklemmendes oder Erstarrendes. Es ist warm, und Sie fühlen sich voller Leben und Energie.

Der Einstieg ins Traumreisen gelingt im Urlaub besonders gut: Lassen Sie Ihre Gedanken einfach übers Meer treiben, wenn Sie am Strand liegen, oder in die Lüfte steigen, wenn Sie einen Berg bestiegen haben.

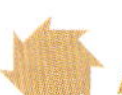

Am Meer

Schließen Sie die Augen, und stellen Sie sich ein Meer vor, das sich vor Ihnen erstreckt. Sie liegen auf einem schönen Sandstrand, die Sonne scheint, und die Wellen kommen mit einem gleichmäßigen, leisen Rauschen auf Sie zu.
Sie blinzeln hinaus aufs Wasser. Weit draußen sehen Sie das weiße Segel eines Boots, das ganz langsam vorüber zieht. Wie ein kleines, friedvolles Fähnchen zieht das Boot seine Bahn, während die Wellen gleichmäßig und unaufhörlich auf den Strand rollen.
Ihr Atem geht langsam und ruhig wie die Wellen. Sie atmen tief ein und wieder aus, regelmäßig und ruhig. Sie spüren Wärme der Sonne und die Kraft des Meeres. Sie schließen die Augen und genießen die Wärme, das leise Rauschen der Wellen und die friedliche Stimmung.
Alles scheint leicht und wie von selbst zu gehen. Im Rauschen der Wellen verlieren sich alle Ängste und Sorgen, aller Ärger und Unmut.
Die Wellen kommen gleichmäßig und mit einem leisen Rauschen an, dazwischen ist Stille.
Sie sind ganz ruhig und fühlen sich gut, ausgeglichen und stark.

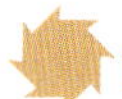

Baum

Es gibt auf der Erde viele verschiedene Bäume. Große und kleine Bäume, schmale Bäume, die lang und stolz in der Landschaft stehen, mächtige, dicke Bäume, die man von weitem sieht. Aber auch andere ganz besondere Bäume, die eine außer-

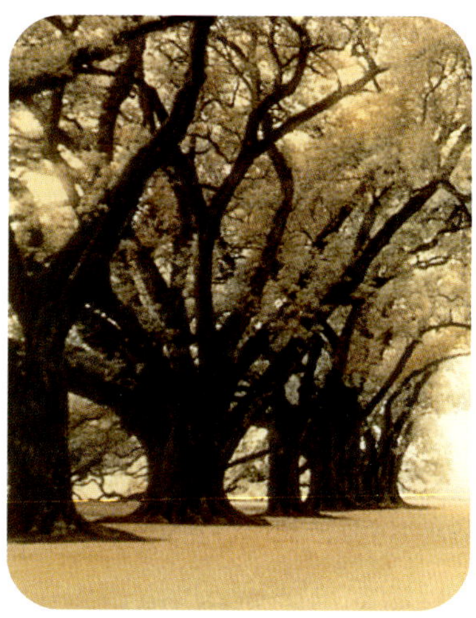

Allein der Anblick der Bäume beruhigt uns oft.

gewöhnliche Form haben oder an ganz ungewohnten Stellen stehen.
Stellen Sie sich vor, Sie sind ein Baum. Was für ein Baum möchten Sie sein? Stellen Sie sich einen Baum vor, der zu Ihnen passt, und die Umgebung, in der er steht.
Alle Bäume stehen fest auf der Erde. Ihre Wurzeln graben sich ins Erdreich, und je mehr sie nach oben wachsen, desto tiefer müssen ihre Wurzeln reichen. Sie müssen sich fest mit ihren Wurzeln an die Erde klammern, denn der Wind zerrt und rüttelt an ihnen. Je größer der Baum ist, desto stärker spürt er den Wind, der ihn umwerfen will.
Manche Bäume stehen allein, andere in Gruppen oder in einem ganzen Wald. Wenn sie allein stehen oder oben auf einem Hügel, fallen sie mehr auf. Doch sie bieten dem Wind mehr Angriffsfläche. Stark zerrt der Wind an ihnen. Bäume im Wald oder in Gruppen geben sich gegenseitig Schutz. Jeder Baum braucht genug Platz, dass er wachsen kann. Sie kommen sich nicht zu nahe, und so kann sich jeder entfalten.
Bäume verändern sich im Lauf eines Jahres je nach Klima und Jahreszeit, aber auch im Lauf der Jahre, in denen sie älter werden. Manchmal gibt es stürmische Zeiten, in denen Wind und Naturgewalten ihnen zu schaffen machen, dann wieder haben sie Sonne, Wasser und mildes Klima im Überfluss. So kommen und gehen die Jahre, gute und schlechtere Zeiten, doch der Baum steht fest verwurzelt in der Erde. Stellen Sie sich den Platz vor, an dem »Ihr« Baum steht. Sie können jederzeit zu ihm zurückkehren. Der Baum wird sich verändern, je nach Jahreszeit, je nach Alter. Aber er wird da sein und auf Sie warten wie ein guter Freund, den Sie jederzeit besuchen können.

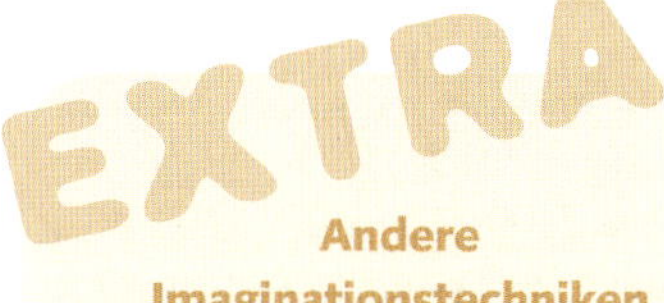

Andere Imaginationstechniken

Traumreisen gehören zu den Entspannungstechiken, bei denen wir uns unserer Vorstellungskraft bedienen. Damit können wir auch unsere Sinne trainieren.

- **Geruchssinn: Stellen Sie sich mit geschlossenen Augen vor, wie Rosen, Äpfel oder Benzin riechen.**
- **Geschmackssinn: Schließen Sie die Augen, und denken Sie an den Geschmack von Zitronen, Zahnpasta, Schokolade oder Senf.**
- **Temperaturempfinden: Sie sitzen auf einem Eisblock in der Sonne.**

Jede Übung dauert etwa 20 Sekunden.

Gefällt Ihnen eine Ihrer Traumreisen besonders gut? Malen Sie ein Bild davon und hängen Sie es in Ihren Entspannungsraum. Das hilft Ihnen beim Erinnern.

Autogenes Training

Ein bewährtes Entspannungsverfahren ist das autogene Training des Berliner Psychiaters und Neurologen Johannes Heinrich Schultz.

Das autogene Training ist ein Verfahren, mit dem jeder durch eigene Vorstellungen Körper und Geist entspannt. Man spricht deshalb von einer autosuggestiven Methode.

Mit Hilfe von Vorsatzformeln oder Generalisierungen, die in Gedanken wiederholt werden, trainieren Sie so genannte Unterstufenübungen, die Ruhe, Schwere, Wärme erzeugen und damit Entspannung bewirken.

Geübten gelingt es relativ schnell, mit einer autosuggestiven Formel den Entspannungszustand zu erreichen.

Mit den Entspannungsübungen des autogenen Trainings lässt sich schnell die innere Balance finden. Zahlreiche Bücher geben Ihnen dafür detaillierte Anleitung. Wenn Sie unter einer chronischen Krankheit leiden oder zu Depressionen neigen, sollten Sie Ihren Arzt fragen, ob autogenes Training die richtige Methode für Sie ist.

Die Wirkung dieses Trainings

Die drei Grundstufenübungen des autogenen Trainings – Ruhe, Schwere und Wärme – eignen sich aufgrund ihrer Einfachheit gut zum Entspannungstraining, das jeder selbst zu Hause durchführen kann. Autogenes Training ermöglicht mit etwas Übung den schnellen Wechsel vom Aktivitäts- in den Ruhezustand, von der Anspannung in die Entspannung.

Körperliche Auswirkungen des Trainings sind eine Verringerung der Muskelspannung, eine verminderte Hautleitfähigkeit, eine bessere Durchblutung und eine Abnahme der Stresshormone im Blut. Diese deutlichen Reaktionen vermitteln ein Gefühl von größerer Selbstkontrolle und Selbstvertrauen. Dadurch stellt sich ein besserer Umgang mit Stresssituationen ein.

Das Wissen und die Erfahrung, sich »im Griff« zu haben, ruhig Blut bewahren zu können, gibt positive Signale zur Selbstakzeptanz, fördert das Selbstwertgefühl.

EXTRA

Übungsumgebung

Das autogene Training sollte am Anfang in einer ruhigen, reizarmen Umgebung stattfinden. Dazu bietet sich ein Raum an, der etwas verdunkelt werden kann und in den nicht allzu viel Lärm dringt. Da mit der Entspannung ein Absinken der Pulsfrequenz einher geht, sollten Sie außerdem darauf achten, dass er angenehm warm ist bzw. dass Sie zwar bequem, aber nicht zu leicht bekleidet sind.

Übungszeit

Führen Sie das autogene Training möglichst zwei bis drei Mal täglich einige Minuten durch.

Übungsziele

Es mag leicht klingen, was das Training von Ihnen verlangt:

- Sich auf sich selbst konzentrieren,
- Gedanken abschalten,
- an Schwere und Wärme zu denken und
- entsprechend zu fühlen.

Sie werden jedoch feststellen, dass dieser Effekt erst nach einer beharrlichen Übephase eintritt. Wie bei allen Selbsterfahrungstechniken erfordern vor allem die ersten Schritte Geduld. Es kann sogar sein, dass Sie bereits erfolgreich das Körpergefühl von Schwere und Wärme erzeugen können, dann aber urplötzlich in Gedanken abschweifen und die Gedankenruhe verlieren.
Solche Phasen lassen sich aber überwinden, indem Sie sich einfach dieses Abschweifen zugestehen und mit Ruhe und Gelassenheit einen neuen Versuch starten.

Körperhaltung

Für autogenes Training sind zwei Haltungen besonders geeignet. Das ist zum einen die Rückenlage, bei der Sie auf einer Decke oder Matte bequem auf dem Rücken liegen, die Arme neben sich, die Beine leicht gespreizt.
Zum anderen die so genannte Droschkenkutscher-Haltung, bei der Sie halbwegs aufrecht auf einem Stuhl sitzen, nur leicht angelehnt an die Rückenlehne, die ein seitliches Abrutschen verhindern soll. Die Unterarme liegen entspannt auf den Oberschenkeln, Handflächen nach innen, der Kopf ist leicht geneigt. Diese Haltung ist eine natürliche Ruhehaltung, die in früheren Zeiten typischerweise von Droschkenkutschern eingenommen wurde, die lange warten mussten. Die Droschkenkutscher-Haltung hat den Vorteil, dass Sie die Entspannungsübungen des autogenen Trainings ortsunabhängig durchführen können.

Gedankenberuhigung

Haben Sie es sich in einer der beiden Grundhaltungen bequem gemacht, schließen Sie die Augen und versuchen, Ihre Gedanken zu beruhigen. Vergessen Sie den Alltag, Ihre Umgebung, alles um sich herum.
Suchen Sie die Ruhe von innen heraus, lassen Sie Alltagsgedanken los. Die Formel, um sich von Gedanken zu lösen, lautet: »Die Gedanken kommen und gehen.« Wiederholen Sie diesen Satz immer wieder, ohne darüber nachzudenken. Bald breitet sich eine beruhigende Monotonie aus, und Sie werden diesen Satz kaum noch brauchen, um zu einer inneren Gedankenstille zu kommen.
Am Anfang des autogenen Trainings ist es für die meisten schwierig, die Gedanken zu beruhigen. Immer wieder tauchen die Alltagsprobleme auf, schie-

Beim autogenen Training gilt: Übung macht den Meister. Es kann wirklich Wochen dauern, bis Sie die Grundtechniken zuverlässig beherrschen.

ßen einem die unterschiedlichsten Gedanken durch den Kopf. Versuchen Sie dann, über die Formel »Die Gedanken kommen und gehen« wieder einen Zustand zu erreichen, der Sie vom Denken abbringt und in die Ruhe führt.
Haben Sie das Ziel erreicht, sind Ihre Gedanken beruhigt, können Sie im Geist sagen: »Ich bin vollkommen ruhig.«
Die Entspannungsübung zur Gedankenberuhigung endet mit der Rücknahme: Sie spannen die Muskeln in Armen und Beinen an, indem Sie sie ein paar Mal beugen und strecken, dann atmen Sie mehrmals tief durch und öffnen langsam die Augen. Die Rücknahme kann ebenfalls von einer Formel begleitet werden: »Muskeln fest, tief durchatmen, Augen auf.« Durch diese Bewegungen kehren Sie wieder auf die Alltagsebene zurück.

»Es atmet mich« ist die Atemformel, die Dr. Schultz, der Erfinder des autogenen Trainings, entwickelt hat. Mit dieser Formel soll verhindert werden, dass der Übende versucht, bewusst seinen Atem zu beeinflussen.

Körpergefühl

Das nächste, worauf Sie sich beim autogenen Training konzentrieren, ist das Körpergefühl. Haben Sie nach einiger Übung zuverlässig den Zustand der Gedankenberuhigung erreicht, konzentrieren Sie sich auf einen Arm, und sagen sich in Gedanken: »Mein linker Arm ist schwer.« Denken Sie nur an Ihren Arm, und beobachten Sie, ob Sie tatsächlich ein Schweregefühl im Arm spüren. Wiederholen Sie die Formel, ohne ungeduldig zu werden oder ein Gefühl zu erzwingen.
Wenn Sie dann tatsächlich ein Schweregefühl verspüren, konzentrieren Sie sich auf den anderen Arm, dann auf ein Bein und das andere Bein.
Als nächstes folgt die Wärmeübung. Beginnen Sie wieder mit einem Arm oder einem Bein, und sagen Sie sich in Gedanken: »Mein rechter Arm ist warm.« Nach einigem Üben werden Sie tatsächlich ein Wärmegefühl empfinden, ein Kribbeln in den Fingern, und der ganze Arm wird von der Schulter bis in die Fingerspitzen warm. Machen Sie diese Übung mit allen Gliedmaßen. Gelingen Ihnen die Einzelübungen ohne Probleme, können Sie

EXTRA

Was ist Selbsterfahrung?

Selbsterfahrung ist das »Sich-selbst-besser-Kennenlernen« durch die Beschäftigung mit den eigenen Gedanken und vor allem Gefühlen. Durch Übungen und/oder in Gesprächen lernt man, die eigene Reaktion auf Situationen und Personen besser einzuschätzen und zu steuern und mit Ängsten und Aggression umzugehen.

beide Übungsteile zusammenlegen. Etwa mit der Formel: »Meine Arme und meine Beine sind schwer und warm.« Nicht vergessen: Auch diese Übung schließen Sie mit der Rücknahme-Formel ab.

Atem- und Organ-Wahrnehmung

Konzentrieren Sie sich in der nächsten Stufe auf die Atmung. Mit der Formel »Mein Atem geht ganz ruhig« erreichen Sie ein gleichmäßiges Ein- und Ausatmen.
Die Formel »Mein Herz schlägt gleichmäßig und ruhig« hilft, den Puls auf einer entspannten Frequenz zu halten. »Mein Bauch ist angenehm warm« schließlich dient dazu, den Bauchraum als wichtigen Knotenpunkt im Fluss der Lebensenergie Chi zu aktivieren. Abgeschlossen wird das Training mit Formeln wie »Meine Stirn ist angenehm kühl« oder »Mein Kopf ist frei und klar«. Dadurch wird die Klarheit der Gedanken gefördert.
Schritt für Schritt eignen Sie sich die verschiedenen Übungen des autogenen Trainings an. Sollten Sie sich während der Übungen unwohl fühlen, brechen Sie sie ab. Unsicherheitsgefühle können Sie mit der Formel »Ich bin vollkommen ruhig« und »Alles was geschieht, ist gut« begegnen. Vergessen Sie nie die Rücknahmeformel!

Die autogene Formel

Als letzten Schritt lässt sich in das autogene Training die so genannte »autogene Formel« einbinden. Durch Übungen zur Gedankenstille, zum Körpergefühl, zur Atmung und zu den Organen sind Sie nach einiger Zeit in der Lage, innerhalb weniger Augenblicke in einen Zustand ruhiger Entspanntheit zu gelangen.
Diesen angenehmen Zustand können Sie mit einer Formel verknüpfen, die Sie sich in Gedanken wiederholen.
Diese Formel sollte positiv und motivierend sein, sie kann auch je nach persönlicher Lage ein bestimmtes Ziel einschließen. Zum Beispiel:

* Ich bin ruhig und gelassen.
* Ich bin ausgeglichen und fühle mich gut.
* Ich bin konzentriert und weiß, dass ich es schaffe.

Denken Sie einfach an Ihre Formel, und Sie werden sofort die positiven Auswirkungen spüren. Mit der autogenen Formel haben Sie eine Art Abkürzung gefunden, einen direkten Weg, innerhalb von Augenblicken zu Entspannung, Ruhe und Ausgeglichenheit zu finden. Nach einer Zeit der Übung können Sie diese Formel in den verschiedensten Verbindungen einsetzen. Sogar zur Raucherentwöhnung wird sie mit Erfolg verwendet.

Achten Sie unbedingt darauf, dass Ihre persönliche, autogene Formel positiv ist! Formulieren wie »Ich will nicht ... Ich werde nicht mehr ... Niemand kann mich ...« sind tabu. Das Wort »Angst« sollte in Ihrer Formel niemals vorkommen, auch nicht in der Form »Ich habe keine Angst.«.

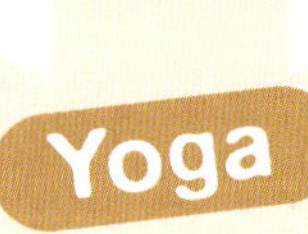

Yoga

Yoga ist nicht nur gut für den Geist. Auch der Körper profitiert von der sanften Bewegung und Dehnung der Muskulatur.

Eine altbewährte und einfache, aber sehr wirksame Entspannungstechnik sind Yoga-Übungen. Körper, Geist und Seele sollen dabei in Harmonie und Ausgeglichenheit zusammenarbeiten. So findet sich auch in dieser alten indischen Technik die Leitidee der Stärkung und des Ausgleichs der Körperenergie zur Verbesserung des Flusses der Lebensenergie. Die Bewegungs- und Haltungsübungen des Yoga gehen einher mit einer bewussten Atmung und der konzentrierten Wahrnehmung des eigenen Körpers. Dem Halten und Nachspüren der Positionen kommt eine besondere Bedeutung zu. Die Körper- und Selbstwahrnehmung wird geschärft. Die Konzentration auf das eigene Ich und den eigenen Körper bewirkt Entspannung und seelische Ausgeglichenheit. Stress und Alltagsprobleme rücken in den Hintergrund.

Vorbereitung

Yoga-Übungen sollten Sie in einem ruhigen Raum durchführen, der angenehm warm, aber nicht überheizt ist. Bequeme Kleidung und eine Decke oder weiche Matte sowie ein flaches Kissen sind erforderlich. Am besten werden die Übungen durch eine kleine Konzentrationsübung eingeleitet. Schlagen Sie eine Klangschale bzw. eine Metallschale an, und verfolgen Sie den Ton so lange, bis Sie ihn nicht mehr hören. Oder zünden Sie eine Kerze an, und betrachten Sie eine Weile die Flamme. Ruhiges und gleichmäßiges Atmen hilft, zur Ruhe zu kommen und sich auf die Yoga-Übungen zu konzentrieren. Auch in der entspannten Liegestellung kommen Sie zur Ruhe. Legen Sie sich auf den Rücken, die Beine leicht gespreizt, die Hände neben dem Körper, und atmen Sie ruhig und gleichmäßig. Nach ein paar Minuten stehen Sie langsam auf, gehen mit ruhigen Schritten durch den Raum, schwenken die Arme hin und her und machen sich warm für die Yoga-Übungen.

Grundhaltungen

Eine Grundhaltung im Yoga ist der Lotossitz. Wichtig dabei ist, dass Sie den Rücken gerade halten. Die Knie liegen dabei tiefer als die Hüftgelenke. Ein flaches Kissen hilft, diese Sitzhaltung bequem einzunehmen.
Setzen Sie sich aufrecht auf das Kissen, ohne den Rücken übertrieben durchzudrücken, und verschränken Sie die Beine im Schneidersitz. Das Becken ist aufgerichtet, die natürliche Form der Wirbelsäule gibt die aufrechte Haltung im Sitzen vor.
Legen Sie die Hände mit den Handflächen nach oben auf die Knie, schließen Sie die Augen,

und atmen Sie ruhig und gleichmäßig. Durch die aufrechte Haltung können Sie frei atmen. Konzentrieren Sie sich auf sich selbst, und spüren Sie Ihren ruhigen, gleichmäßigen Atem.
Strecken Sie nun ein Bein aus, ziehen Sie es langsam wieder heran, und legen Sie den Fuß auf den Oberschenkel des anderen Beins. Auch im halben Lotossitz atmen Sie ruhig weiter und konzentrieren sich auf sich selbst.
Strecken Sie nun das andere Bein aus, holen Sie es wieder heran und legen den Fuß auf den anderen Oberschenkel. Im ganzen Lotossitz sitzen Sie nun sicher wie eine schwimmende Lotosblüte und atmen ruhig und gleichmäßig.

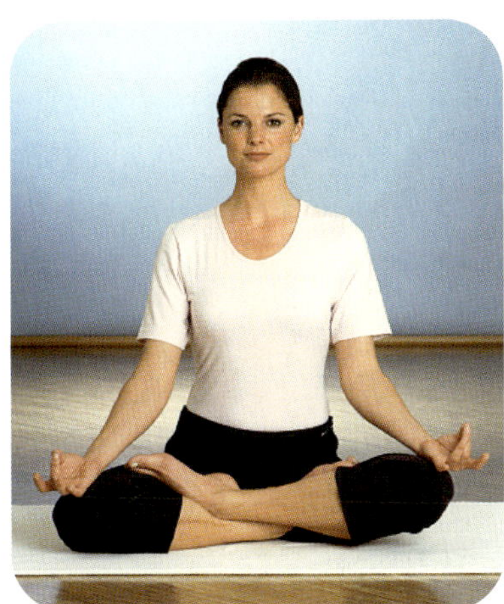

Ganzer Lotossitz

Egal ob Sie im Schneidersitz, im halben Lotossitz oder im ganzen Lotossitz sitzen: Wichtig ist, dass Sie sich bequem und unverkrampft einrichten, aufrecht sitzen, das Gefühl haben, frei atmen zu können und sich ganz auf Ihren Atem und auf sich selbst konzentrieren können.

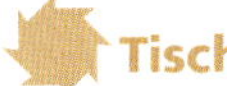

Blühender Lotos

Sie sitzen Schneidersitz oder im Lotossitz und falten die Hände vor der Brust. Die Handflächen liegen aufeinander, die Ellbogen sind auf Höhe der Handgelenke. Nun schieben Sie die Hände langsam hoch über Ihren Kopf. Wenn die Arme gestreckt sind, führen Sie die gefalteten Hände langsam in einem großen Halbkreis wieder zurück vor die Brust. Beim Hochführen der Hände atmen Sie ein, beim Zurückholen atmen Sie tief und lang aus. Atmen Sie während der Übung ruhig und entspannt, wiederholen Sie die Lotosblüte zwei Mal.

Tisch

In der Bankposition stützen Sie sich auf den Knien und Händen auf.
Die Knie sind im rechten Winkel, die Arme stehen unter den Schultern, die Handflächen sind leicht nach innen gedreht. Halten Sie den Kopf waagrecht, atmen Sie ruhig und gleichmäßig.
Die Wirbelsäule bildet eine Linie, vermeiden Sie ein Hohlkreuz.
Diese Stellung stärkt die Arm- und Schultermuskulatur und fördert das Körperbalancegefühl.

Wenn Sie Rückenprobleme haben, sollten Sie mit Ihrem Arzt sprechen, bevor Sie mit den Yoga-Übungen beginnen. Es empfiehlt sich, die ersten Schritte unter Anleitung in einem Kurs zu machen, um eine Belastung des Rückens zu vermeiden.

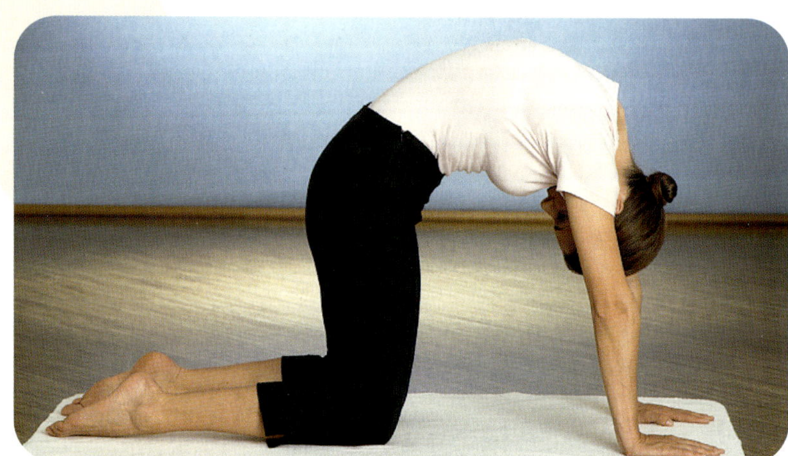

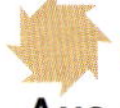

Katze

Aus der Tischposition heraus machen Sie ganz langsam einen Katzenbuckel. Machen Sie Ihren Rücken so rund wie möglich, drücken Sie die Wirbelsäule nach oben, und atmen Sie dabei langsam aus. Der Kopf wird dabei in Richtung Brustkorb angezogen. Danach strecken Sie sich langsam wieder und atmen dabei tief ein. Entspannen Sie die Gesäßmuskeln, heben Sie den Kopf leicht an, und atmen Sie so lange ein, bis Ihre Wirbelsäule über die Tischstellung hinaus ein leichtes Hohlkreuz bildet. Wiederholen Sie die Übung drei Mal.

Yoga ist kein Privileg der Jugend! Jede und jeder kann mit den Übungen beginnen und sie durchführen bis ins hohe Alter.

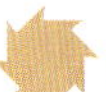

Brücke

Gehen Sie in den Vierfüßerstand: Die Hände sind auf dem Boden, die Beine sind gestreckt. Sie drücken sich mit gestreckten Armen und Füßen nach oben ab. Mit durchgedrückten Knien rücken die Füße nun Stück um Stück vor. Schieben Sie den Körperschwerpunkt nach oben, senken Sie den Kopf und spannen Sie den Brückenbogen so weit, wie es Ihnen ohne Probleme möglich ist. In dieser Position können Sie versuchen, mit Händen und Füßen ein paar Schritte vor oder zurück zu gehen. Richten Sie sich anschließend auf, und schütteln Sie Arme und Beine aus.

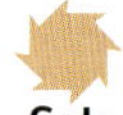

Löwe

Setzen Sie sich auf Ihre Fersen, die Beine sind geschlossen. Der Rücken ist gerade, und die Hände halten die Knie fest. Schließen Sie die Augen, atmen Sie ganz tief ein, dann öffnen Sie mit einem Ruck die Augen, machen den Mund weit auf und atmen heftig aus. Schnauben oder brüllen Sie dabei wie ein Löwe. Gleichzeitig werden die Finger gespreizt. Wiederholen Sie die Übung zwei Mal.

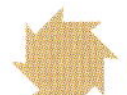

Welle

Sie stehen aufrecht, der linke Fuß ist etwas nach vorn versetzt, die Arme sind angewinkelt, die Handflächen zeigen nach vorn. Stellen Sie sich vor, etwas weg zu schieben. Beim Ausatmen drücken Sie das rechte Bein durch, schieben beide Arme nach vorn und strecken die Ellbogen durch. Beim Einatmen gehen Sie wieder in die Ausgangsstellung zurück. Wiederholen Sie das fünf Mal, dann wird der rechte Fuß vorgestellt, die Übung beginnt von vorn.

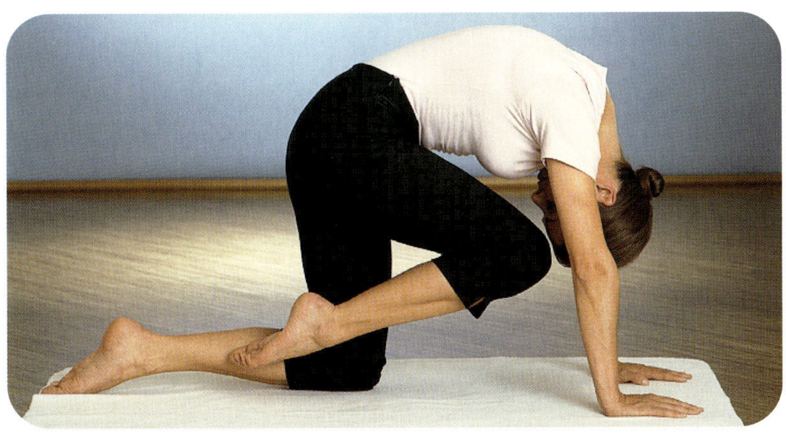

Keine Lust auf einsames Üben? Yogakurse gehören heute zum Standardangebot von Volkshochschulen, Fitnessstudios, Sportvereinen. Daneben gibt es spezielle Yoga-Lehrer, die Kurse anbieten.

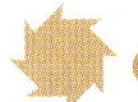

Grille

Sie stehen in Tischposition und konzentrieren sich auf Ihr rechtes Bein. Heben Sie das Bein langsam an, und drücken Sie das Knie durch.
Die Hüfte bleibt waagrecht, das Bein wird so weit wie möglich angehoben, die Zehen werden angezogen, nicht ausgestreckt. Gleichzeitig heben Sie den Kopf leicht an. Dann ziehen Sie das Bein langsam wieder an, führen das angewinkelte Knie in Richtung Brust und machen dabei den Rücken rund. Gleichzeitig senkt sich der Kopf in Richtung Brustkorb.
Atmen Sie beim Strecken des Beins tief ein, beim Anziehen des Beins tief aus.
Danach gehen Sie wieder in die Tischposition und wiederholen die Übung mit dem linken Bein. Die gesamte Übung sollte drei bis fünf Mal wiederholt werden.

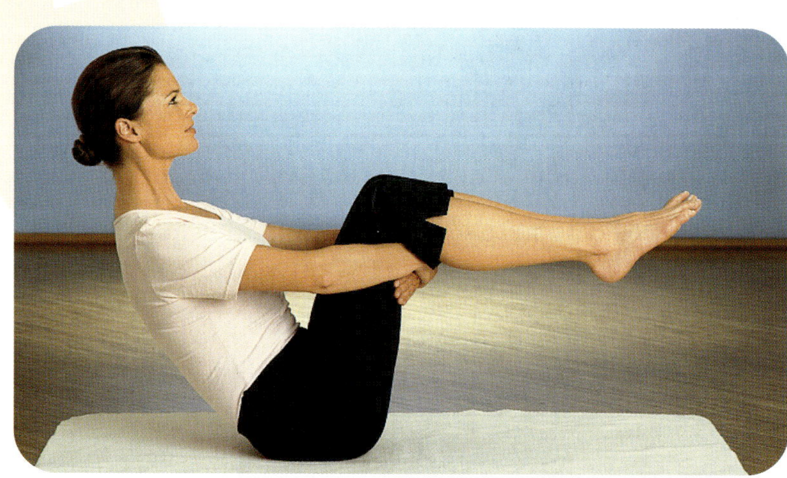

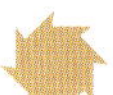

Schaukelstuhl

Setzen Sie sich mit leicht angezogenen Beinen aufrecht auf den Boden, und greifen Sie sich mit beiden Händen unter die Knie. Schaukeln Sie langsam vor und zurück, und atmen Sie dabei ruhig und gleichmäßig weiter.

Yoga-Übungen sind – wie die Entspannungstechniken – eine gute Vorbereitung auf die Massage mit dem ChiMaxx.

Schaukel

Legen Sie sich flach auf den Bauch, strecken Sie die Arme langsam nach hinten, und umfassen Sie vorsichtig mit beiden Händen die Fersen oder die Knöchel Ihrer Füße. Drücken Sie die Füße vom Körper weg, und versuchen Sie, auf dem Bauch vor und zurück, hin und her zu schaukeln.

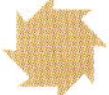

Baum

Stellen Sie sich aufrecht parallel zu einer Wand. Mit der linken Hand stützen Sie sich an der Wand ab, während das rechte Bein langsam angewinkelt wird. Führen Sie den rechten Fuß so weit wie möglich am linken Bein hoch. Gleichzeitig heben Sie den rechten Arm über den Kopf. Atmen Sie ruhig und gleichmäßig.
Suchen Sie das Gleichgewicht, und lassen Sie den linken Arm sinken. Atmen Sie weiter, und bleiben Sie einige Sekunden so stehen. Dann stützen Sie sich wieder mit der linken Hand an der Wand ab, lassen langsam den rechten Arm sinken und stellen den rechten Fuß auf den Boden. Tauschen Sie die Seite, und wiederholen Sie die Übung.

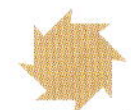

Halber Kopfstand

Der halbe Kopfstand aktiviert und fördert die Gehirndurchblutung. Üben Sie ruhig weiter, auch wenn Sie am Anfang die Beine nicht still in der Luft halten können.

Gehen Sie am besten zuerst in den Vierfüßerstand, legen die Ellbogen auf den Boden und verschränken die Finger. In dieses Dreieck legen Sie nun den Kopf. Die Füße gehen nun Stück für Stück auf den Kopf zu, sodass sich der Körperschwerpunkt über den Kopf verlagert. Der Nacken bleibt dabei gerade.

Atmen Sie ruhig weiter und bleiben Sie maximal zwei Minuten in dieser Stellung.

Die Sonnenhaltung

Stehen Sie entspannt, legen Sie Knie, Füße und Handflächen aneinander. Atmen Sie ein, nehmen Sie die gestreckten Arme langsam nach oben, hinter Ihren Kopf. Die Handflächen weisen dabei nach vorne.

Beim Ausatmen beugen Sie sich langsam nach vorne, der Rücken krümmt sich, die Beine bleiben gestreckt. So weit nach vorne beugen, dass Ihre Hände, wenn möglich, den Boden berühren.

Wiederholen Sie die Übung fünf Mal.

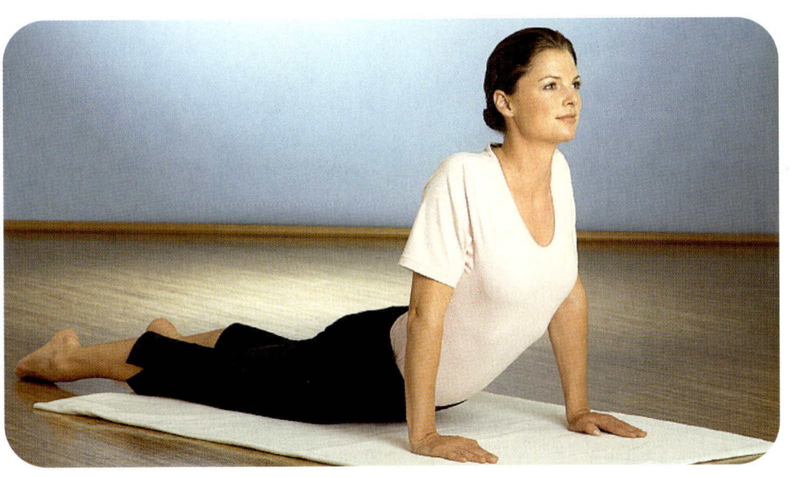

Wenn Sie Probleme mit Ihrem Rücken oder mit den Gelenken haben, gehen Sie bei den Yoga-Übungen besonders achtsam mit Ihrem Körper um!

Kobra

Legen Sie sich auf den Bauch. Legen Sie die Handflächen neben Ihren Schultern auf den Boden. Drücken Sie sich mit den Armen vom Boden hoch, das Becken behält dabei jedoch immer Bodenkontakt. Atmen Sie gleichmäßig weiter, und halten Sie in der höchsten Position ein paar Sekunden inne, bevor Sie wieder langsam zu Boden sinken.

Pfeil

Sie stehen locker und entspannt da, Beine hüftbreit auseinander, Füße nach vorne, Knie beide leicht gebeugt. Beginnen Sie dann, Ihr Gewicht ganz langsam auf das rechte Bein zu verlagern. Belasten Sie dabei den ganzen Fuß. Nicht auf den Ballen stehen!
Winkeln Sie das linke Bein an, und greifen Sie den linken Fuß mit der linken Hand.
Ziehen Sie das linke Bein so hoch, wie Sie nur irgend können, dabei strecken Sie den rechten Arm aus und beugen den Oberkörper leicht vor, um die Balance zu halten. Der Rücken bleibt gerade.
Atmen Sie ruhig durch, und halten Sie die Balance einige Atemzüge lang.
Kehren Sie dann langsam in die Ausgangsstellung zurück. Atmen Sie ein paar Mal ganz ruhig durch, und wiederholen Sie dann die Übung. Heben Sie diesmal das rechte Bein an.

Achten Sie bei Ihrer Bekleidung auf Naturmaterialien wie Baumwolle und Seide! Sie unterstützen den Luft- und Feuchtigkeitsaustausch der Haut optimal und geben Ihnen ein gutes Tragegefühl.

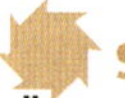

Storch

Ähnlich wie beim Pfeil (→ oben) verlagern Sie das Gewicht zunächst auf Ihr linkes Bein. Das Knie wird dabei ganz leicht gebeugt.
Das rechte Bein wird angehoben, bleibt aber so weit wie möglich durchgestreckt. Gleichzeitig beugen Sie den Oberkörper mit gerader Wirbelsäule leicht nach vorne, um die Balance zu halten. Vergessen Sie nicht, ruhig und gleichmäßig zu atmen.
Der rechte Arm liegt am rechten Oberschenkel, der linke Arm stützt sich zuerst am linken Oberschenkel ab.
Haben Sie die Balance gefunden, strecken Sie den linken Arm aus. Rechtes Bein, Wirbelsäule und linker Arm bilden nun eine Linie. Halten Sie diese Position ein paar Atemzüge lang, und kehren Sie dann in die Ausgangsstellung zurück. Atmen Sie ganz ruhig weiter, und wiederholen Sie die Übung nach einigen Momenten der Erholung seitenverkehrt.

EXTRA

Bei allen Yoga-Übungen gilt:
Ihre eigene körperliche Beweglichkeit gibt den Bewegungsradius vor. Erzwingen Sie niemals eine Stellung. Brechen Sie eine Übung sofort ab, wenn Sie Schmerzen verspüren. Ziel der Yoga-Übungen ist es, Bewegung, Atmung und innere Befindlichkeit in Einklang zu bringen. Seien Sie nicht zu ehrgeizig, und achten Sie darauf, welche Bewegungsmöglichkeiten Ihnen Ihr Körper gibt. Mit der Zeit wird sich Ihre Beweglichkeit erhöhen, und die Übungen werden Ihnen leichter fallen.

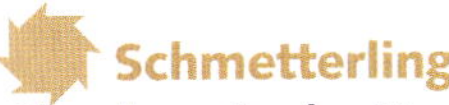

Schmetterling

Sie sitzen in der Hocke und ziehen mit den Händen die Fußsohlen so nah wie möglich an sich heran. Rücken gerade! Das Becken bleibt aufrecht. Atmen Sie gleichmäßig weiter, während Sie Ihre Füße festhalten und die Knie wie Schmetterlingsflügel auf und ab wippen lassen.

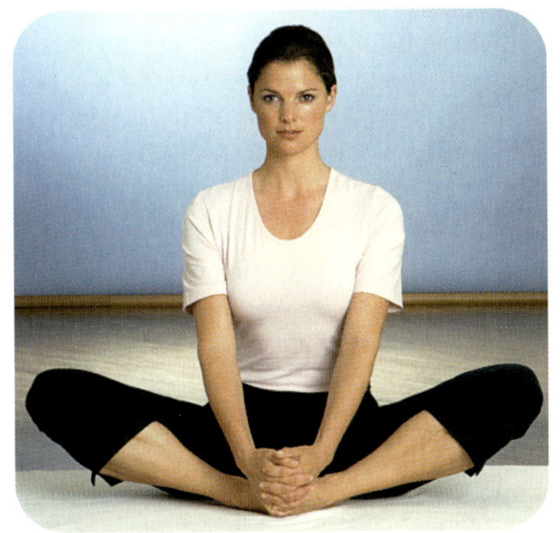

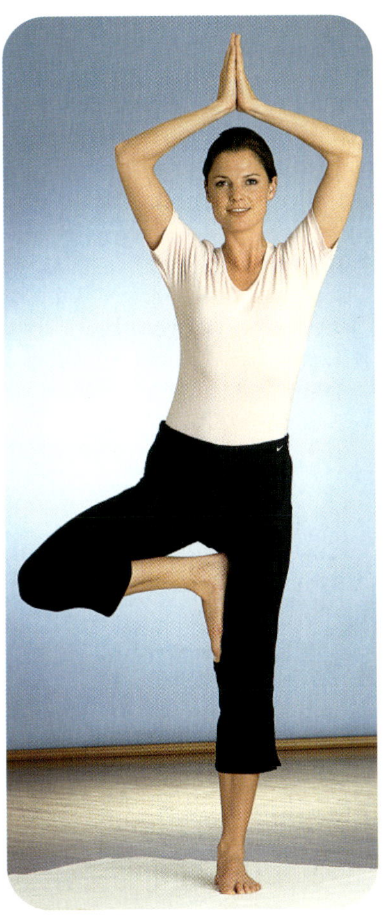

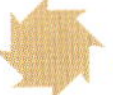

Zypresse

Sie stehen aufrecht und strecken einen Arm senkrecht hoch in die Luft. Atmen Sie ruhig weiter, während Sie auch den zweiten Arm über Ihren Kopf heben. Drücken Sie die beiden Handflächen aneinander, heben Sie das rechte Bein leicht an. Führen Sie den rechten Fuß am linken Bein entlang so hoch wie möglich. Achten Sie darauf, das Gleichgewicht zu halten und ruhig weiterzuatmen. Ist der rechte Fuß in der höchsten Stellung, halten Sie die Position ein paar Atemzüge lang. Danach sinkt der Fuß wieder langsam ab, die Arme kehren in die Ausgangsstellung zurück. Wiederholen Sie die Übung mit dem linken Fuß.

Bei vielen Yoga-Übungen ist der Gleichgewichtssinn besonders wichtig. Auch hier gilt: Übung macht den Meister.

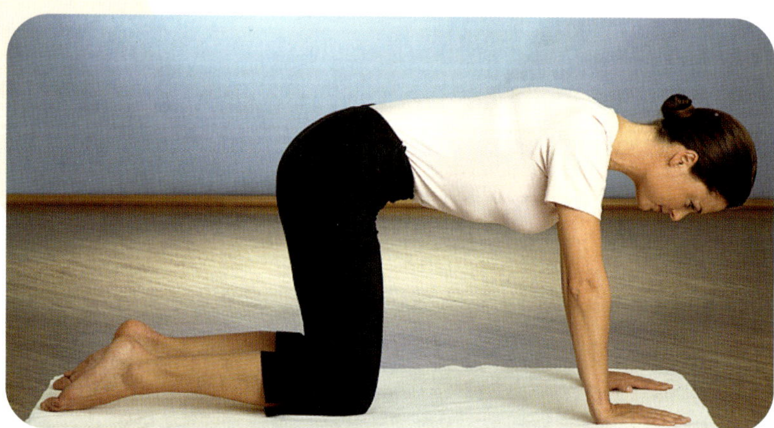

Im Internet finden Sie zahlreiche Adressen, die Ihnen weiter helfen können, wenn Sie mehr über Chi-Massage oder über Traditionelle Chinesische Medizin wissen wollen. Dort finden Sie auch viele Hinweise auf Bücher zum Weiterlesen.

Waage

Ausgehend von der Tischposition strecken Sie das rechte Bein nach hinten, bis es waagrecht steht. Ziehen Sie die Zehen an. Das Bein und die Wirbelsäule bilden nun eine Linie. Halten Sie nun das Gleichgewicht und strecken Sie zusätzlich den linken Arm aus, bis er waagerecht steht. Die Finger sind gestreckt, der Kopf bleibt geneigt. Linker Arm, Wirbelsäule und rechtes Bein sind nun auf einer Höhe. Atmen Sie ein paar Mal ruhig durch, und lassen Sie dann zuerst den linken Arm, danach das rechte Bein wieder in die Ausgangsstellung zurückkehren.
Machen Sie ein paar Atemzüge Pause, und konzentrieren Sie sich dann auf das linke Bein und den rechten Arm, die nacheinander ausgestreckt werden.
Wiederholen Sie die gesamte Übung zwei Mal.

Nützliche Internetadressen

http://www.china-klinik.de
http://www.tcm-germany.de
http://www.tcm-johanniter.de
http://www.tai-chi-online.com
http://www.tai-chi.de
http://www.online-qigong.de
http://www.sanfte-therapien.de
http://www.farbenlehre.com
http://www.heilkräuter.de
http://www.neuewege.com

Über dieses Buch

Der Autor

Dr. Li Wu ist Doktor der Traditionellen Chinesischen Medizin. Seine außergewöhnliche Begabung wurde schon früh erkannt und verhalf ihm zu einer Ausbildung am weltberühmten Shaolin-Kloster in der chinesischen Provinz Henan, die er dann später mit einem Medizinstudium an der Universität Peking fortsetzte. In Deutschland ist Dr. Li Wu als Heilpraktiker zugelassen und betreibt eine Naturheilpraxis in München. Aufgrund seiner erstaunlichen Erfolge suchen Patienten aus ganz Deutschland Rat und Hilfe bei ihm.

Die Fotografin

Susanne Kracke machte ihre Ausbildung zur Fotografin an der Akademie für Fotodesign München. Seither leitet sie ihr eigenes Fotostudio in München und arbeitet als freie Fotografin auf den Gebieten Mode, Werbung, People, Wellness und Beauty.

Haftungsausschluss

Die Inhalte dieses Buches sind sorgfältig recherchiert und erarbeitet worden. Dennoch kann weder die Autorin noch der Verlag für die Angaben in diesem Buch eine Haftung übernehmen.

Bildnachweis

Alle Fotos Susanne Kracke, München
Haare und Make-up: Brigitte Bechtel, München
mit Ausnahme von:
Heidi Grund-Thorpe, Schweitenkirchen: 28; Image Bank Bildagentur GmbH, München: 45 (deVore), 48 (Yellow Dog Prods), 64 (Ridenour); JUMP, Hamburg: 24; LOOK Die Bildagentur der Fotografen GmbH, München: 63 (Werner); MAURITIUS Die Bildagentur GmbH, Mittenwald: 33 (age), 36 (age), 38 (Glamor intern.) 39; MEV, Augsburg: 53; Dominik Parzinger, München: 9: PhotoAlto, Paris: 10, 26; PhotoDisc: 17, 59, 60, 62

Impressum

Weltbild Buchverlag
–Originalausgaben–

Steinerne Furt 67, 86167 Augsburg
4. Auflage 2003

Konzeption und Beratung:
Martin Stiefenhofer
Projektleitung: Dr. Ulrike Strerath-Bolz
Redaktion: Claudia Krader
Bildredaktion: Susanne Allende
Umschlaggestaltung und Innenlayout:
X-Design, München
Satz: Lydia Koch, Augsburg
Reproduktion: Point-of-Media, Augsburg
Druck und Bindung: Offizin Andersen Nexö Leipzig GmbH – ein Unternehmen der Union Verwaltungsgesellschaft, Spenglerallee 26–30, 04442 Zwenkau

Gedruckt auf chlorfrei gebleichtem Papier

Printed in Germany

ISBN 3-89604-926-7

Bitte beachten Sie: Die Massage mit dem ChiMaxx ist eine wunderbare Hilfe, um gesund zu werden und zu bleiben. Sie kann aber eine ärztliche Behandlung nicht ersetzen und darf sie auch nicht verzögern!

Von A bis Z

Akupunktur 12
Angst 45
Aromatherapie 22–25, 44
Atem 18, 42–49
Atementspannung 42–49
Autogenes Training 66–69

Bauch 56
Beine 51

China 3

Dehnübungen 17, 19
Disstress 36–39
Duftlampe 24

Energieblockaden 8, 10, 48
Entspannung 16, 18, 28–33, 34–78
Entspannungshaltungen 41, 43, 70
Entspannungsraum 40–41
Entspannungstechniken 10, 22, 33, 34–78
Eustress 36–39

Farben 28–31
Farbkombinationen 30
Farbkontraste 29
Farbkreis 28
Fitness 10
Flüssigkeitsaufnahme 11, 16, 17, 20

Gewichtsreduktion 10, 11

Imagination 58–65
Immunsystem 5, 10, 40
Internet 78

Kinder 21
Konditionstraining 16, 21
Konzentration 39
Kräutertees 26–27
Kreislauf 11, 40

Lachen 38
Lymphsystem 8, 20

Massagedauer 21
Massageöle 24
Musik 32–33
Muskelentspannung 50–57

Öl-Bäder 24

Panik 45
Positionen 18, 19, 70–78
Psychohygiene 38–39

Qi Gong 4, 5, 10, 13

Sauerstoff 11, 40, 44, 47
Schulter 51, 54
Schwangerschaft 21
Sport 16, 17, 49
Stoffwechsel 10, 11, 40
Stress 10, 12, 36–39, 48

Tai Chi 8, 10, 12
Tiefmuskelentspannung 52–57
Traditionelle Chinesische Medizin 3, 9, 11–13, 22
Traumreisen 58–65
Twister 20

Umgebung 16, 30, 40
Unterstützende Maßnahmen 22

Vitalisierung 16, 19

Wellness 10
Westliche Medizin 9
Wetterfühligkeit 11
Wirbelsäule 50

Yin und Yang 9, 13
Yoga 70–78

Zivilisationsbeschwerden 5

Viel Spass und Erholung mit dem ChiMaxx! Sicher werden Ihnen im Laufe der Zeit noch zahlreiche Gelegenheiten einfallen, bei denen die Massage mit dem ChiMaxx Ihnen nützen kann.